P9-DFS-135

Chicago Public Library
McKinley Park Branch
1915 W. 35th Street
Chicago, Illinois 60609
(312) 747 - 6082

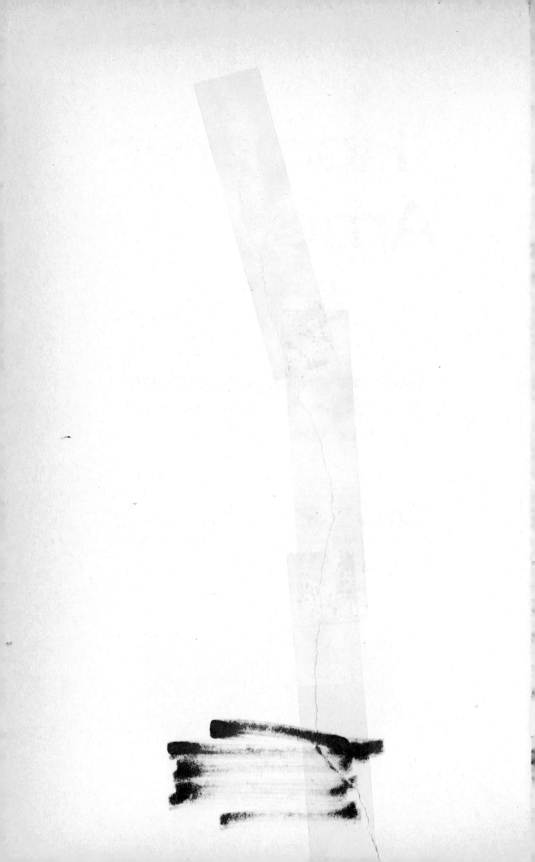

# Hombres
# Amor
# & Sexo

## Guía completa para mujeres
### Miles de hombres confiesan sus más íntimos secretos

## DAVID ZINCZENKO
**Editor de la revista *Men's Health***       con **Ted Spiker**

Spa/ HQ 1090 .Z5618 2007
Zinczenko, David.
Hombres, amor & sexo :

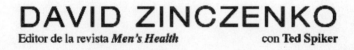
AGUILAR

Este libro está dedicado a los miles de hombres que compartieron con nosotros sus pensamientos, sentimientos y deseos más íntimos. Este libro es para ellos y para las miles de mujeres que pueden amarlos aún más por esa razón.

**AGUILAR**

Título original: *Men, Love and Sex.*

Copyright © 2006 by David Zinczenko.

Published by arrangement with RODALE INC., Emmaus, PA, U.S.A.

© Santillana Ediciones Generales S.A. de C.V., 2007.

© De esta edición:

2007, Santillana USA Publishing Company, Inc.

2105 NW 86th Avenue

Doral, FL, 33122

(305) 591-9522

www.alfaguara.net

Primera edición: abril de 2007

ISBN 10: 1-59820-837-3

ISBN 13: 978-1-59820-837-5

Traducción: Fernando Álvarez del Castillo

D. R. © Cubierta: Antonio Ruano Gómez

Adaptación de interiores: José Luis Trueba Lara

*Printed in USA by HCI Printing*

Impreso en Estados Unidos por HCI Printing

Todos los derechos reservados

Esta publicación no puede ser reproducida, ni en todo ni en parte, ni registrada en o transmitida por un sistema de recuperación de información, en ninguna forma ni por ningún medio, sea mecánico, fotoquímico, electrónico, magnético, electroóptico, por fotocopia, o cualquier otro, sin el permiso previo por escrito de la Editorial.

R03219 14526

# Índice

# Agradecimientos

Mi agradecimiento más profundo para las personas extraordinariamente talentosas, trabajadoras y dedicadas que me han apoyado, alentado e inspirado, especialmente:

Steve Murphy, cuyo valor y compromiso con la calidad editorial han hecho de Rodale Inc. la mejor compañía editorial en la que uno puede trabajar.

La familia Rodale, sin la cual esto no hubiera sido posible.

Ben Roter, a quien quiero parecerme cuando crezca.

Ted y Liz Spiker: el mejor co-autor del mundo y su esposa, increíblemente paciente.

Stephen Perrine, el consejero más sabio que un jefe puede tener. Gracias por ayudarme a tener una vida mejor.

Paige Nelson, la "Nelson" más admirable que he conocido.

Nicole Beland, cuyo ingenio e inteligencia enriquecieron este libro, de la misma forma en que han enriquecido a millones de lectores de la revista *Men's Health*.

Fotoulla Euripidou y Emily McKeen, quienes diseñaron la encuesta que logró que miles de hombres y mujeres herméticos se abrieran y nos dejaran ver sus entrañas.

Joe Heroun, un artista visual que tiene tanto respeto por las palabras como por las imágenes.

Todo el equipo editorial de la revista *Men's Health*, el grupo de escritores, editores, investigadores, diseñadores y fotógrafos más inteligente y trabajador de la industria.

Una gran ovación para Liz Perl, Leigh Haber, Katrina Weidknecht, Kelly Schmidt, Sara Cox, Jennifer Giandomenico, Jackie Dornblaser y todos los demás que trabajaron muy duro y muy rápido para publicar este libro.

Mi hermano Eric, cuya hermosa familia constituye un motivo de inspiración para mí.

Mi madre, Janice, quien nos crió a los dos casi sola: tu fortaleza y amabilidad guía cada una de mis acciones.

Mi papá, Bohdan, quien abandonó este mundo demasiado prematuramente. Me gustaría que todavía estuvieras aquí.

Mi tío, Denny Stanz, la imagen de la juventud.

Mi madrastra, Mickey. Lo mismo.

Y un agradecimiento especial para: Dan Abrams, Jeff Anthony, Jeff Beacher, Matt Bean, Mary Ann Bekkedahl, Mark Bricklin, Michael Bruno, Marianne Butler, Adam Campbell, Monika Chiang, Jeff Csatari, Jack Essig, Jessica Guff, Jon Hammond y Karen Mazzotta, Erin Hobday, Samantha Irwin, George Karabotsos, Elaine Kaufman, Cindi Leive, Charlene Lutz, Mandy y Raina, Vincent Maggio, Matt Marion, Sandra Matthiessen, Paul McGinley, Peter Moore, Jeff Morgan, Sarah Peters, John Phelan, Bill Phillips, Richard y Sessa, Scott Quilla, Amy Rosenblum, Eric Sacks, David Schipper, Robin Shallow, Larry Shire, Joyce Shirer, Rachel Sklar, Bill Stanton, Bill Stump, John Tayman, Pat y Steve Toomey, Marc Victor y Kate White. Gracias por sus sólidos consejos y asistencia. Todos ustedes son magníficos.

# ¿Qué pasa con los hombres?
## La guía completa para las mujeres

Es probable que hayas pasado muchas más noches de las que debieras hablando por teléfono, o inclinada sobre una taza de café, deshojando una margarita, o dos, con tus amigas, mientras se formulaban esa misma pregunta.

Y también es probable que tus amigas hayan asentido con la cabeza, se hayan encogido de hombros y te hayan comprendido, porque saben exactamente cómo te sientes: que los hombres son un misterio complejo, desconcertante y oculto detrás de la cerveza y las estadísticas del beisbol.

¿Por qué no se abren los hombres? ¿Por qué en ocasiones sientes que para hacer que un hombre hable acerca de sus sentimientos se requiere de hipnosis, poderes psíquicos y quizá hasta de un tirabuzón?

Lo admito, existe algo de verdad en esos estereotipos; en ocasiones nosotros podemos expresar más claramente nuestros sentimientos acerca del repartidor de pizza que acerca de ti como mujer. Y sin duda, en ocasiones respondemos a tus acurrucamientos posteriores al sexo con sonoros ronquidos. Sin embargo, la verdad es que nuestras metas y deseos son más compatibles con los tuyos de lo que te imaginas. Y el hecho es que cuando una mujer comprende lo que un hombre verdaderamente desea... sólo entonces ella puede hacerle entender lo que ella misma quiere. Y en lo profundo de su alma, lo que él más quiere es satisfacerla.

En otras palabras, todo esto debería ser tan sencillo como caminar por el parque. Sin embargo, de alguna manera hemos convertido ese parque en un campo minado.

Es fácil volver a las discusiones inmemoriales acerca de las diferencias entre hombres y mujeres, en relación con lo que quiere cada uno de ellos respecto del otro, lo que deseamos obtener del amor y lo que queremos en una relación. Sin embargo, el problema no es lo que queremos, sino *cómo comunicamos* lo que queremos, y el hecho es que los hombres y las mujeres lo hacemos de maneras muy diferentes. La única forma de descifrar los respectivos códigos consiste en sumergirnos profundamente en la psicología de ambos sexos, y eso es exactamente lo que hace este libro, de manera singular y profunda. La verdad es que los hombres sí comparten sus sentimientos —sus temores, sus deseos, incluso sus secretos más profundos. Ellos han compartido esos sentimientos conmigo. Y en este libro voy a compartir sus sentimientos contigo.

## Un enfoque revolucionario para comprender a los hombres

En nuestra encuesta titulada *Hombres, amor & sexo*, conducida por la empresa de encuestas nacionales Harris Interactive, entrevistamos a más de 5 000 hombres y mujeres, y les formulamos preguntas íntimas; a cambio obtuvimos algunas respuestas notablemente honestas. Lo que nuestra encuesta descubrió es que los hombres y las mujeres efectivamente tienen deseos extraordinariamente similares: todos deseamos el amor verdadero, una buena vida sexual (que incluye desde sexo apasionado y rápido hasta largos y lentos atardeceres), y relaciones que duren más que el puente del día del trabajo. Lo que es diferente entre nosotros —y por lo tanto lo que hace que sea difícil que encontremos la felicidad juntos— es que tenemos muchos problemas para comunicarnos uno con el otro. Entre las señales de humo, los castigos por medio del silencio, y el código Morse específico de cada género, es sorprendente que entendamos algo, o que nos llevemos bien.

Todos nosotros —hombres y mujeres— pasamos mucho tiempo pensando en nuestras relaciones. El sesenta por ciento de los hombres pasan al menos una hora diaria pensando en sus relaciones actuales o potenciales (y tú pensabas que nosotros simplemente estábamos embelesados pensando en nuestro equipo favorito de beisbol), y 40 por ciento de las mujeres pasan *más de dos horas al día* pensando en sus relaciones. (Entre los dos, eso significa un total de 1 095 horas al año que pasamos pensando en nuestras vidas amorosas. Imagina lo que pasaría si dedicáramos la misma cantidad de tiempo a... no sé... encontrar una alternativa a los combustibles fósiles.) Sin embargo, a pesar de todo nuestro tiempo y nuestros esfuerzos, dos terceras partes de los encuestados mencionaron que experimentan problemas de pareja cada dos semanas.

¿Dónde se encuentra entonces el problema? Se debe en parte al hecho de que ambos nos apresuramos a aceptar los estereotipos, que a su vez son reforzados por nuestros amigos del mismo sexo. Considera lo siguiente: cuando las mujeres tienen un problema en sus relaciones, ochenta y dos por ciento —¡Ochenta y dos por ciento!— acuden a otras mujeres para hablar del mismo. Desde mi punto de vista, pedirle a una mujer que explique los sentimientos de un hombre es como preguntarle a Donald Rumsfeld que explique la música *hip-hop*. A todos nos convendría buscar las respuestas en un lugar más cercano a la fuente del problema.

Afortunadamente, has acudido al lugar correcto.

# Los hombres hablan de lo que piensan... y de lo que sienten

En esta encuesta, los hombres hablaron. ¡Vaya que hablaron! Opinaron acerca del amor, de la inseguridad, de las noches con sus amigos, de lo que desean en secreto de su pareja en la alcoba, de las quejas más grandes que tienen sobre sus parejas, de lo que puedes hacer y decir para hacerlos más felices. Confesaron esas pequeñas cosas que destruyen una relación y revelaron qué cosas les provocan temor, qué cosas les hacen estar nerviosos, y más que nada, dijeron la verdad acerca de por qué verdaderamente te aman y te aprecian.

En última instancia, yo tengo dos metas. Tomando en consideración que 75 por ciento de las mujeres dijeron que no han comprendido a los hombres, mi primera meta es permitir que tengas acceso a la mente de los hombres, con el fin de que puedas traducir mejor nuestros pensamientos y actitudes. Y eso proporciona los cimientos para mi segunda meta: darte ideas y acciones que harán que tus relaciones sean más fuertes y profundas.

Durante los últimos 12 años he trabajado en la revista para caballeros más grande del mundo: *Men's Health*. En ella abordamos mensualmente temas sobre las relaciones, realizamos encuestas entre los hombres acerca de sus secretos y sus deseos, e investigamos los estudios más recientes acerca del sexo, el amor y las relaciones. Cada mes, mi trabajo como editor en jefe consiste en proporcionarle a los hombres lo que quieren, y para hacerlo, tengo que comprender qué desean —no sólo en lo que se refiere a ejercicios de acondicionamiento físico o recetas de licuados, sino también en lo referente a las mujeres y las relaciones. Soy un estudioso profesional de las mentes y los corazones de los hombres, si deseas ponerlo de esa manera.

Sin embargo, también sé que no importa cuántos años he pasado estudiando a la especie masculina, no puedo explicarla tan bien como esos hombres pueden explicarse a sí mismos. Esa es la razón por la que, en este libro, voy a proporcionarte un acceso sin precedentes a las verdaderas autoridades sobre los temas de los hombres, el amor, el sexo y las relaciones: los hombres mismos, los miles de hombres que respondieron a nuestra encuesta, así como cientos de hombres que respondieron a nuestras preguntas mediante las entrevistas personales y el sitio *web* de la revista *Men's Health*, www.menshealth.com. Como podrás apreciar a lo largo del libro, estos hombres respondieron con honestidad y agudeza acerca de sus deseos, y lo suficientemente francos para compartir sus temores y debilidades en formas que no son aceptables en el curso de una relación típica entre un hombre y una mujer.

Sin embargo, este libro es más que sólo una disección e inspección de las neuronas masculinas; también es una "guía de usuario", una guía que te ayudará a navegar a través del océano de acciones, decisiones e ideas "que a veces no son tan obvias", que tienen los hombres. Eso es lo que te dará el conocimiento y el poder para hacer que tu propia relación sea mejor, más fuerte, más sexy y más satisfactoria.

Los hombres son como jugadores de póker cuando se trata de revelar sus sentimientos. Sin embargo aquí, por primera vez, hemos logrado que muestren las cartas que tienen en la mano. He aquí algunas de ellas:

## Los hombres confiesan acerca de sí mismos

### En nuestro interior somos suaves.

"Los hombres somos en gran medida como huevos. Cuando nos encontramos bajo la presión correcta, podemos resistir cualquier estrés que se ejerza sobre nosotros; pero en nuestro interior somos suaves y vulnerables. A menudo somos tan inseguros que no podemos confiar en otros hombres de la manera en que lo hacen las mujeres, por lo que absorbemos mucho de lo que nos ocurre."

MICHAEL, 30 AÑOS

## Somos mucho más simples de lo que piensas.

"Las mujeres se expresan de maneras sutiles que es posible someter a interpretación, y tú nunca estás seguro de si una interpretación es más precisa que la otra. Los hombres nos comunicamos más como un libro de texto escolar sobre aritmética básica. Cuando él dice '1+1', lo que él quiere decir es '2', no '5' u '8', o 'Ya no te amo'."

RYAN, 31 AÑOS

## Somos más vulnerables a las penas del corazón de lo que dejamos ver.

"Los hombres nos comprometemos con las mujeres a nivel emocional a edad temprana. La mayoría de los hombres que conozco afirman que amaban a su primera novia. Cuando ella les rompió el corazón, ellos decidieron no experimentar nuevamente el mismo dolor."

DANNY, 23 AÑOS

## Fingimos porque queremos que pienses que somos fuertes.

"La mayoría de los hombres son inseguros y desean que alguien les diga que valen la pena, sin importar la cantidad de confianza que proyectan."

PAUL, 27 AÑOS

**Nos causa conflicto nuestro papel en una relación.**

"Muchos hombres sienten que ahora tienen la doble responsabilidad de ser el papá al estilo de los años cincuenta que mantiene a su familia y además el tipo sensible estilo años noventa."

BRYCE, 29 AÑOS

## Los hombres confiesan acerca del amor

**Somos más profundos de lo que piensas.**

"La mayoría de los hombres quiere enamorarse. Al decir eso quiero decir que queremos tener un vínculo emocional con una mujer que es nuestra amiga, nuestro apoyo y nuestra amante. Queremos dar amor y compartir nuestro ser tan bien como sea posible desde el punto de vista emocional, físico y espiritual."

JEFFREY, 28 AÑOS

**Podemos estar profundamente enamorados, sólo que lo mostramos en formas que tú no siempre aprecias.**

"El amor no consiste solamente en dulzura y abrazos. Las mujeres necesitan darse cuenta de que para los hombres, el amor se expresa muchas veces por medio de aquello que un hombre sacrifica por una mujer; como sacrificar tiempo que dedicaríamos al trabajo o a los amigos. A muchos hombres les gusta tener el control, y las luchas de poder son la clave de su vida diaria, así que renunciar voluntariamente al poder —cuando escogemos hacer lo que ella quiere que hagamos— es una señal muy poderosa de amor. Los hombres no son tan desprendidos por naturaleza, a menos que realmente quieran a una mujer."

BRYAN, 36 AÑOS

## Es posible que estemos enamorados aun cuando no lo parezca.

"El amor es cómodo, lo que nos conduce a ser complacientes. El sólo hecho de que no parezcamos estar enamorados no significa que no lo estemos."

Rick, 31 años

## Queremos mantener la compostura cuando las cosas marchan mal.

"La expresión más poderosa y apropiada de amor comprometido consiste en que, cuando todo marcha mal, tú haces tu mejor esfuerzo por dejar de lado las preocupaciones, las frustraciones y los temores, y tratas de ayudar a tu pareja lo mejor que puedes, en vez de asustarte y hacer que las cosas empeoren. Las personas tolerarán mucha mierda si saben que realmente pueden contar con el compromiso de alguien de esa manera. Esa es la base de una buena relación."

Jon, 29 años

## Queremos que ocurra de manera natural.

"Hablar acerca del amor no va a hacer que te ame más."

Bruce, 38 años

## Nos enamoramos más fácilmente de lo que piensas.

"Nos tardamos más en decirlo, pero lo sentimos antes."

Simón, 28 años

## Deseamos que nos liberes de parte de la presión.

"Los hombres prefieren la franqueza, la claridad y la confianza. Si una mujer quiere a un hombre, debe ser muy abierta y honesta acerca de sus sentimientos. Hay una escena de la película *Conan el bárbaro* en que una joven princesa le pregunta a la amazona cómo debe acercarse a alguien que le gusta, y la amazona le responde: '¡Agárralo! ¡Tómalo!'"

LUCAS, 35 AÑOS

## Los hombres confiesan acerca del sexo

### Nos gustan los jugueteos previos tanto como a ti.

"Los hombres se mueren de ganas de recibir afecto y eso incluye los arrumacos en la cama, el jugueteo previo y las caricias suaves. Es muy importante para la autoestima del hombre y para su ego que su pareja le diga que lo quiere y le demuestre su afecto por medio de notitas, tarjetas, y al comenzar a hacer el amor."

ADAM, 35 AÑOS

### Queremos complacerte de verdad.

"Siempre nos da miedo no ser lo suficientemente buenos."

ROBERT, 34 AÑOS

### Queremos ver entusiasmo, más que ninguna otra cosa.

"Demuéstrame que verdaderamente me deseas, que te mueres de ganas de tenerme. Eso es lo más excitante."

JOEL, 40 AÑOS

### Queremos que el sexo sea como el recreo.

"Nos gusta que hagas mucho ruido, y no nos gustan esas ocasiones en que el sexo no es tan divertido para ti como lo es para nosotros."

ANDY, 40 AÑOS

## Podemos sentirnos agobiados por el sexo.

"Las mujeres no tienen idea de qué tan poderoso y abrumador puede ser el deseo sexual de los hombres. No comprenden cómo puede consumirnos desde el punto de vista físico, mental y emocional. Las mujeres sólo pueden apreciar el placer que obtenemos o que parecemos querer. Sin embargo, ese deseo bloquea la mente y ha convertido a todos los hombres que conozco en tontos por momentos muy largos."

Len, 37 años

## Siempre estamos evaluando cómo te sientes.

"El clímax de una mujer es la sensación más maravillosa para un hombre."

Jeff, 30 años

Muy bien, así que los hombres no son complicados, son vulnerables y necesitan amor. No importa; también son así los cachorros. ¿Qué más te puedo ofrecer, amiga lectora?

Mucho. Como parte de nuestra encuesta le pedimos a las mujeres que compartieran con nosotros las preguntas más inquietantes acerca del comportamiento masculino, y sobre la manera en que pueden saber qué piensan, sienten y buscan los hombres. He incluido muchas de esas preguntas en este libro, con las respuestas procedentes directamente de los corazones y las mentes de los hombres. En las páginas siguientes aprenderás más acerca de la manera de pensar de ellos, de la forma en que te perciben, y de cómo la mayoría de los hombres se encuentran realmente a 180 grados (poco más o menos) de los estereotipos masculinos que frecuentemente nos imponen. Una vez que conozcas todo eso, serás capaz de construir puentes para superar los abismos que separan a los hombres y a las mujeres. Serás capaz de fortalecer la relación que tienes actualmente, o bien de utilizar tus nuevos conocimientos para encontrar al hombre que es perfecto para ti.

Lo que obtendrás al final serán mejores conversaciones, mejores relaciones sexuales, mejores peleas, mejor comprensión, mejor amor, mejores relaciones, y una vida mejor. No sólo para ti, también para nosotros.

Por encima de todo, lo que debe quedarte después de leer estas páginas es lo siguiente:

- Te estudiamos.
- Te queremos.
- Queremos que funcione para ti.

Y todo lo que pedimos a cambio es que tú pienses lo mismo.

# CAPÍTULO 1

# ¿Qué hace que un hombre se enamore?

Porque no aceptamos el amor hasta que tú nos enseñas el camino, pronunciando palabras sencillas que pueden desencadenar nuestro afecto más profundo.

PREGUNTA: Muchachos, ¿creen haber encontrado a su alma gemela?

Sí, estoy con ella actualmente.............................53 por ciento

Sí, pero ya no estamos juntos.............................14 por ciento

Sí, pero nunca formamos una pareja........................9 por ciento

No........................................................24 por ciento

Piensa en una gran relación como si se tratara de una gran comida: un jugoso y delicioso bistec de pasión sexual, acompañado de un vino fino y delicado que consiste en el romance y el compromiso. Ambos deseamos la cena perfecta. Y necesitamos las dos cosas: el bistec en sí mismo es seco e insatisfactorio, y el vino te embriagará sin aplacar tu hambre. Ahora bien, antes de que la policía de las metáforas revoque mi licencia, permíteme que lleve esta analogía un poco más allá. Los hombres se enfocan un poco más en la carne y las mujeres se enfocan un poco más en el vino. Sin embargo, ambos sexos desean levantarse de la mesa completamente satisfechos. ¿Necesitas pruebas? Más de las tres cuartas partes de los hombres creen en las "almas gemelas" (ver las cifras al inicio del capítulo). Y cuando les pedimos a los entrevistados que escogieran entre encontrar el amor de su vida o tener una vida sexual formidable durante 6 meses, 92 por ciento escogieron enamorarse. (El otro 8 por ciento eran probablemente lectores de la revista *Maxim*.) Toma en cuenta lo que dijeron estos tres hombres acerca de la experiencia de enamorarse:

- "Necesitamos sentir amor, lealtad y química sobre todo lo demás", dijo Ian, de 31 años.
- "Los hombres también sienten mariposas en el estómago, tal y como lo hacen las mujeres cuando se enamoran", dijo Robert, de 26 años.
- "Las mujeres no se dan cuenta de que la mayoría de los hombres están enamorados mucho antes de que estén dispuestos a admitirlo", dijo Drew, de 30 años.

¿Entonces por qué parece como si las mujeres estuvieran conduciendo la relación hacia el compromiso, y que los hombres necesitan ser arrastrados como cuando se lleva a un niño pequeño al dentista? Porque en las primeras etapas del juego de estrategias en que consisten las citas, los hombres necesitamos ver hacia dónde estás moviendo tus fichas. Toma en cuenta lo siguiente: en una relación menos de la mitad de los hombres afirman ser los primeros en decir

| ¡DI ESTO, NO AQUELLO! |
| --- |
| DI ESTO: *La escuela no me costó trabajo, pero era muy mala en educación física.* |
| NO DIGAS: *Me gradué magna cum laude.* |
| PORQUE: *La perfección intimida. Las fallas son adorables.* |
| DI ESTO: *¿Qué te hace feliz?* |
| NO DIGAS: *¿En dónde te ves dentro de cinco años?* |
| PORQUE: *Él necesita saber que tú estás interesada en él y no en su estilo de vida.* |
| DI ESTO: *Amo a mi familia, a pesar de que sean difíciles de tratar.* |
| NO DIGAS: *No puedo tratar con mi familia.* |
| PORQUE: *Mientras más aceptes a tu familia, más lo aceptarás a él.* |

"te amo", y son más las mujeres que sacan a relucir el tema de llevar la relación al siguiente nivel.

Esto parece apoyar la idea de que lo que los hombres realmente desean es tu consentimiento —tu permiso, en realidad— dejar que las mariposas salgan de la caja.

Michael, de 37 años, propietario de un restaurante de Carolina del Norte, afirma que tiene cuidado de no expresar sus sentimientos prematuramente, no porque sea complaciente o quiera jugar con las mujeres, ni porque quiera que la mujer llore como un ratón en la boca del gato. Él se reserva porque está esperando obtener la señal de que puede "pisar el acelerador".

"Me encanta escuchar que soy su sueño hecho realidad, o una versión parecida de la misma idea, si ese es el caso", dice. "Necesito un poco de halago y atención, de la misma forma en que ella lo requiere de mí. Esa es la señal que yo necesito. Una vez que la percibo, sé que puedo darle a ella lo que necesita."

Chris, de 29 años, es un abogado que contrajo matrimonio recientemente. Él está de acuerdo: "Los hombres necesitamos que nos digan que nos quieren", afirma. "Las mujeres olvidan que si les gusta un hombre, es posible que él esté un poco nervioso como para decir lo que siente." Y a continuación agrega: "Las mujeres necesitan estar conscientes de que pueden ser heridas de la misma forma en que los hombres son heridos todos los días."

Espera un segundo. ¿Los hombres son heridos con más frecuencia que las mujeres?

Mmmh. Piensa en esto: en el juego de la seducción, es generalmente el hombre quien realiza el primer movimiento (casi siempre después de que le has dado numerosas pistas, a la espera de que finalmente las entienda). Sin embargo, al hacerlo los hombres son más vulnerables a un rechazo que un empleado de telemercadeo en entrenamiento. Créeme, incluso George Clooney tiene una lista de rechazos que repasa de vez en cuando.

De manera que una vez que el hombre ha superado el primer obstáculo —muy bien, te gusta, él está a salvo—, tiene reticencia a enfrentar el siguiente. Como los chimpancés en un laboratorio, nos hemos electrocutado anteriormente, y si estamos en un lugar seguro contigo, nos alegramos y permanecemos allí. De manera que existe un equilibrio precario; la mujer necesita enviar la señal de que está bien que él dé el siguiente paso, sin hacerle sentir que le empuja a hacerlo. Déjale saber que hay algo verdaderamente especial entre ustedes. Dale a entender que está bien que él se permita sentir lo mismo. Sin embargo, actúa con cautela; hay peligro más adelante, como podrás ver en seguida.

## ¿Cómo puedo saber hacia dónde se dirige la relación?

He estado saliendo con un hombre durante las últimas tres semanas, y creo que se trata de algo serio. Después de las primeras dos citas nos hemos visto frecuentemente. La semana pasada nos reunimos dos veces durante la semana y dos más durante el fin de semana. Me gustaría hablar con él acerca de hacia dónde se dirige la relación, pero no quiero espantarlo. Sólo quiero estar segura de que estamos de acuerdo del sitio en que nos encontramos, de si estamos saliendo con otras personas, y hacia dónde se dirige la relación. ¿Qué piensa él?

Él está pensando que, después de tener citas durante tres semanas, no quiere tener esa conversación. Para él, eso significa el anuncio del nacimiento de la relación. *Hoy damos la bienvenida al nacimiento de una bella pareja comprometida, que lleva en su haber ocho citas, dos películas y seis orgasmos (cinco para él, uno para ella): ¡Se trata de Bob y Cindy! ¡Felicidades!* Eso es demasiado formal, demasiado oficial, demasiado planeado. Esa formalidad funciona como un extinguidor de incendios apagando la chispa inicial que está sintiendo. "Lo único peor que una mujer que no muestra ningún interés después de unas cuantas citas es una mujer que demuestra demasiado interés", afirma Anthony, de 25 años. Por su parte, Terry, de 32, agrega: "Disminuye la velocidad. Por favor no me digas que me amas después de sólo tres semanas". Considéralo así: tú sabes que no te gusta que él se salte los jugueteos previos y vaya directamente al sexo. Cuando hablas con él acerca del estado de la relación de manera demasiado prematura, es como saltarse los jugueteos iniciales e ir directamente a las partes íntimas del compromiso. Si te busca cuatro veces a la semana, es una buena señal de que la relación va en la dirección correcta. Sólo deja que él se divierta un poco —y de que haya un poco de misterio— mientras él llega a ese punto.

## ¿Cómo sé que ha llegado el momento de darle a conocer mis sentimientos?

He estado saliendo con un hombre por tan sólo dos meses. Es un tipo perfecto. Es divertido, tiene buen empleo, y me

---

### QUÉ SIGNIFICA CUANDO...

...Él te dice que te llamará y no lo hace.

*Él está pensando como un jinete al inicio de una carrera de caballos. No quiere salir en falso. La espera de unos días le permite establecer un ritmo cómodo antes de hacer un movimiento. Si se tarda más, probablemente significa que se ha reservado y planea entrar en otra carrera, otro día.*

...Él te llama inmediatamente.

*Aunque él sabe que se arriesga a que tú pienses que está más desesperado que un octogenario virgen, está tratando de dejar claro en tu mente que no está jugando, independientemente de que lo esté o no.*

...Te envía un correo electrónico en vez de llamarte después de la primera cita.

*Él ha escrito catorce borradores de ese correo electrónico, para lograr el equilibrio perfecto entre la agudeza, el coqueteo y el halago, sin darte a entender que ha intentado ser agudo, coquetear o halagarte. No tiene miedo de la conversación; simplemente confía en el hecho de que la aparición de su primer correo electrónico en tu computadora te hará sentir la misma emoción que tú le produces.*

gusta mucho estar con él. Incluso nos fuimos juntos de vacaciones durante el fin de semana, y todo parece embonar en su sitio. Siento que esto va a funcionar, y estoy segura de que él siente lo mismo. No quiero echar a perder todo y obviamente no pretendo hacerme pasar por alguien que no soy, pero tampoco quiero hacer algo que ponga en peligro nuestra relación. ¿Tienes algunas pistas de cómo proceder a partir de este momento?

Dos meses pueden parecer como una ligera señal en el radar de las relaciones, pero para algunos hombres eso se considera como toda una era. En este punto los hombres ciertamente desean un poco de honestidad. "Si ella es más abierta conmigo, yo seré más abierto con ella, especialmente al principio, cuando ambos estamos conociéndonos desde el punto de vista emocional", afirma Warren, de 33 años. Sin embargo, lo anterior debe ser dicho con una nota de cautela. Sé honesta acerca de tus sentimientos, pero no saques conclusiones acerca de los suyos. No utilices la palabra "nosotros". En esta etapa consolidarás tu posición si hablas acerca de lo que te gustan de *él*, lo que obtienes de una relación con *él*, lo que te excita de *él*. La palabra "nosotros" lo asusta; la palabra "él" lo excita. (Sí, nosotros somos nuestro tema favorito, pero eso es tan sólo parte de la naturaleza humana.) Proporcionando ese impulso al ego que él desea, le estás diciendo que amas la relación; todo ello sin hacerle creer que estás preparándote para ir a comprar diamantes. En esta etapa temprana, ese es el secreto para "andar de puntitas" entre el punto en que le das permiso para amarte y el punto en que le das una razón para marcharse.

Misterios masculinos

23

por ciento de los hombres dice "te amo" para escapar de una pelea.

# ¿Debo darle un ultimátum?

Mi novio y yo hemos estado juntos por cerca de año y medio, y hemos vivido juntos casi seis meses. Yo tengo 31 años, mi familia me está molestado mucho, me dicen que debo seguir adelante y seguir buscando si él no es la persona indicada, porque estoy desperdiciando mi tiempo. Mi mejor amiga incluso me ha dicho que él no va a casarse conmigo porque está obteniendo sexo sin compromiso. He pensado mucho en darle un ultimátum o una fecha límite, pero algo me dice que es una mala idea. ¿Cómo sabré que él estará listo para dar el siguiente paso?

Tú puedes pensar que los hombres tienen miedo del compromiso matrimonial porque quieren dejar las opciones abiertas, porque están esperando a alguien mejor, o porque tienen miedo de que será el final oficial del "sexo en el jacuzzi". Jay, de 30 años, dice que las dudas de un hombre no se relacionan con la indiferencia, sino todo lo contrario. "Simplemente los hombres están tan inseguros de la relación como las mujeres", afirma. "Yo voy a casarme en un par de meses con una mujer que amo profundamente, que sé que será una esposa fantástica y la futura madre de mis hijos. ¿Se trata de mi alma gemela? Esa es una pregunta difícil, pero si no lo es, se acerca mucho." Cuando decidimos que queremos casarnos, queremos hacer lo correcto para ambos. ¿Debes darle un ultimátum? No lo creo. Si has sido honesta con él acerca de lo que sientes —por él, no por la relación—, entonces probablemente te encuentras en un punto de tu relación en que eres capaz de preguntarle direc-

> **LA MUJER SE PREGUNTA:**
>
> Mi esposo siempre me dice que sus amigos piensan que soy sexy. ¿Por qué obtiene tanto placer de eso?
>
> *Un buen empleo, un buen automóvil, una buena cuenta en el banco, un buen cuerpo y una buena esposa. Todos esos elementos, juntos, componen la ecuación que forma la jerarquía de los machos alfa. Además, eres sexy.*

tamente qué siente por ti. Si él no puede decirte lo que piensa y lo que siente, entonces
esa es probablemente tu respuesta.

## Masculinidad dominada

### Lo que ya sabes acerca de los hombres

* Si quieres hablar acerca de las posibilidades
a largo plazo de tu relación, existe algo de-
nominado "enunciación prematura". No
seas demasiado clara, ni demasiado insisten-
te acerca de lo que crees que quieres de tu relación.

* No nos asusta enamorarnos; nos asusta que nos digan que nos
estamos enamorando. Fija tu atención en tus sentimientos por
él, no en tus sentimientos por la relación.

* Un hombre está más dispuesto a demostrar sus sentimientos si
tú lo haces primero. De otra manera, él esperará en el alto por
un período muy largo antes de que la luz del semáforo cambie
a verde.

> Misterios
> masculinos
>
> # 26
>
> por ciento de los
> hombres piensa
> que una noche
> tranquila en casa es
> la cita que los pone
> en el mejor humor
> (MH).

---

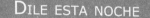

### DILE ESTA NOCHE

La cosa más sexy que una mujer le haya dicho a Joe, de 36 años:

## "¡Maldición!"

La cosa más sexy que Amy, de 23 años, le ha dicho a un hombre:

## "Quiero tenerte ahora mismo"

# CAPÍTULO 2

# ¿Por qué los hombres siempre necesitan tener el control?

## Cómo puedes profundizar tu relación al saber cuándo y cómo tomar la batuta.

PREGUNTA: Muchachos, ¿cómo calificarían su vida sexual actual?

• A es la calificación más alta y F la más baja.

Es una "A"......................................................16 por ciento

Es una "B".......................................................28 por ciento

Es una "C".......................................................24 por ciento

Es una "D".......................................................14 por ciento

Es una "F" .......................................................18 por ciento

No me sorprende que te sientas impactada por las estadísticas anteriores. ¿No es cierto que todos los hombres se sienten contentos con tener sexo? ¿No es el sexo para el hombre lo que las sobras para el perro, en el sentido de que no les importa si se trata de menudo de pollo o filete mignon? Es claro que esa idea es equivocada. Cincuenta y seis por ciento de los hombres que entrevistamos califican sus vidas sexuales por debajo del nivel "C". De un total de 2 500 hombres, hablamos de 1 400 que consideran que la acción que tiene lugar en sus alcobas no es satisfactoria; y estamos seguros que no es posible que todos ellos estén cortejando a Dame Edna.

¿Qué está ocurriendo?

Los hombres con quienes he hablado —por medio de la encuesta *Hombres, amor & sexo*, por mi trabajo en la revista *Men's Health*, y en mis treinta y tantos años de escuchar a otros hombres—, parecen tener un deseo: todos ellos quieren que sus novias o esposas convirtieran la recámara en un salón de baile.

En una escala del 1 al 10 (en que 1 equivale a un paciente anestesiado en espera de la cirugía, y 10 correspondería a un músico roncanrolero bajo el efecto de la cocaína), los hombres califican la agresividad sexual de sus más recientes novias o esposas actuales como "5". ¿Qué quieren ellos? De acuerdo con nuestra encuesta, desean un "8". Consideremos el hecho de que cuando los hombres se refieren a su mejor experiencia sexual —es decir, la mejor experiencia sexual de sus vidas—, un tema común sobresale: ella toma el control. Los siguientes son algunos ejemplos:

- Andy, de 31 años, diseñador en California, afirma que el mejor sexo de su vida tuvo lugar cuando su novia de aquella época le dio un viraje a toda la situación, a pesar de que eso lo hizo participar más activamente a ella que a él. "Ella se masturbó frente a mí de manera espontánea, y no me dejó tocarla ni me dejó desves-

---

**¡DI ESTO, NO AQUELLO!**

DI ESTO: *Verdaderamente deseo que esta relación funcione.*

NO DIGAS: *No sé hacia dónde se dirige esta relación.*

PORQUE: *Él tampoco lo sabe.*

........................................

DI ESTO: *Me encantaría conocer a tus padres.*

NO DIGAS: *¿Por qué no me invitas a casa de tus padres para la cena de Navidad?*

PORQUE: *Él no sabrá que eso significa mucho para ti, hasta que tú se lo digas.*

........................................

DI ESTO: *Yo quiero vivir contigo, pero estoy dispuesta a esperar.*

NO DIGAS: *Deberíamos estar viviendo juntos a estas alturas.*

PORQUE: *Los hombres se mueven más rápidamente cuando no se sienten bajo presión.*

tirme", dice Andy. "Me pidió que le dijera que me estaba excitando (¡y lo estaba haciendo!), así que mientras yo le decía qué sexy se veía, ella se acercó más y más hasta que finalmente se estremeció en el orgasmo."

- John, estudiante de leyes en Georgia, de 27 años, dice que le excita el hecho de que la agresividad de su novia en la cama sea un poco parecida a la de un hombre. "Recientemente volví a casa y la encontré vestida como una inocente niña de escuela. Falda, lentes, medias, todo el atuendo", dice. "Ella tomó el control y se montó en mí una y otra vez hasta que tuvo un orgasmo. ¡Dios, verdaderamente me encantó! El sexo es maravilloso."

- Kyle, de 36 años, ha estado casado por cuatro años, y afirma que la agresividad no se refiere necesariamente a ser algo atrevido o loco, o nada de aquello con que la mujer no se sienta cómoda. Él afirma: "Una vez mi esposa me sedujo primero por teléfono, mientras yo estaba en el trabajo, tan sólo al decirme que no podía esperar a que yo regresara a casa. Más tarde, cuando llegué del trabajo, encontré una nota que ella dejó en la mesa del frente que decía 'ponte algo cómodo y ven a la cama', donde me estaba esperando. A continuación tuvimos un sexo formidable".

- Joseph, de 31 años, quien ha estado casado desde hace cinco años, dice que la mejor ocasión tuvo lugar cuando su esposa tomó el control en todo momento. "Regresé a casa del trabajo y encontré que las luces eran tenues, había una música suave y mi esposa vestía lencería", afirma. "Me recibió en la puerta y nos besamos y tocamos uno al otro, y luego me atrajo hacia ella, me agarró las nalgas y me hizo penetrarla profundamente mientras gemía; ambos tuvimos un orgasmo y luego nos quedamos dormidos."

Sin embargo, seguramente estás pensando: ¿No es verdad que a los hombres les gusta tomar la iniciativa? ¿No le resulta excitante a un hombre sentir que tiene el control? ¿No es verdad que la mayoría de los hombres prefieren lanzar la pelota a la zona de anotación, en vez de patear los puntos extra? A lo que yo respondería: Brad y Angelina. Si ellos son considerados universalmente como la pareja más sexy del mundo, entonces yo te pregunto: ¿Quién crees que da las órdenes en la cama?

Exactamente.

A los hombres les gusta considerarse a sí mismos como los cazadores. Sin embargo, no necesariamente nos gusta cazar presas fáciles, y es un hecho que no queremos que te tires al suelo y te finjas muerta. Preferimos sentir que la cacería ha tenido lugar entre dos criaturas de poderes sexuales equivalentes, y que una vez que estés a la vista serás tan agresiva como nosotros. Queremos que "satisfagas la urgencia", como decía Bruce Springsteen. Tú tienes la capacidad para recargarnos sexualmente, mediante la seguridad en ti misma, la seducción, y me atrevería a añadir, incluso con una cierta dosis de órdenes. *Tócame aquí. Quítate la ropa. Ponte encima. Otra vez. Ahora.*

Esa es la clase de órdenes que ningún hombre se cansará de escuchar.

## ¿Qué tan libre debo ser "la primera vez"?

He estado saliendo con un hombre por varias semanas y hemos tenido momentos íntimos varias veces pero no hemos hecho el amor. Yo sé que no debo compararme con las otras mujeres con las que él ha tenido relaciones sexuales, pero desde luego hay una parte de mí que quiere que yo sea mejor, que desea que él me recuerde. Por otra parte, no quiero que piense que soy una mujer dominante, como si tuviera un látigo. ¿Qué cosa es suficiente para impresionar a un hombre en la cama sin hacerle pensar que estoy demasiado loca, o lo que es peor, que tengo demasiada experiencia?

Tienes razón: existe una diferencia entre demostrar entusiasmo y montar un espectáculo digno del medio tiempo en el Súper Tazón. Tu meta debe ser demostrarle que eres sensual, de mente abierta, y lo que es más importante, que tienes interés en él. Lo que no necesitas demostrar es que eres en parte una vaquerita, en parte una artista del trapecio, y en parte una cantante de ópera. La emoción de la primera vez —la prueba de que una mujer como tú quiere a un pobre tarugo como nosotros— es suficiente para que sea especial.

Por ejemplo, Marcus, de 29 años, diseñador de paisaje en Florida, afirma que la primera vez que tiene relaciones sexuales con una mujer no es un indicador confiable de cómo será la relación sexual. "He estado con mujeres que son generalmente muy conservadoras la primera vez", afirma. "Pero después de eso, generalmente obtienes una mejor idea de cómo son desde el punto de vista sexual. Lo que realmente me excita de una mujer nueva es muy simple. Es cuando ella me demuestra que sólo tiene hambre de mí, como si el no tenerme la volviera loca." Una gran experiencia sexual es como un largo viaje por

## QUÉ SIGNIFICA CUANDO…

…Él no se queda a dormir en tu casa.

*Los hombres son prácticos. Él no está pensando acerca de la naturaleza simbólica de dejar tu departamento después del orgasmo. Si tiene que ir al trabajo a la mañana siguiente, él querrá despertar en un lugar en que tenga acceso a su propio guardarropa y su propia máquina de afeitar.*

…Él se queda a dormir en tu casa.

*Los hombres son prácticos. Él no está pensando acerca de la naturaleza simbólica de quedarse dormido después de tener sexo. Si él no tiene que ir a trabajar a la mañana siguiente, es más fácil quedarse que levantarse y marcharse.*

…Tiene vello facial que ha crecido recientemente debajo del labio inferior.

*Él ha atravesado recientemente por un duro rompimiento amoroso.*

carretera: queremos viajar con alguien que sea entusiasta, amante de las aventuras, que huela bien y que sepa cómo manejar la palanca de velocidades.

No necesitamos un conductor a prueba de choques.

## ¿Cómo califican los hombres a una mujer en la cama?

Mira, yo sé cómo es. Un hombre nunca va a criticar a una mujer en la cama, ni a decirle otra cosa más que es maravillosa, porque si lo hace, él sabe que no va a obtener sexo otra vez. ¿Pero cómo puede saber una mujer si un hombre piensa que ella es realmente buena en la cama?

Yo trabajé alguna vez para un jefe que degradó a un empleado, no al llamarlo a su oficina para darle la noticia, sino al colocar una gráfica del organigrama en el tablero de boletines de la oficina en que mostraba que el pobre tipo se encontraba en un nivel más bajo del que pensaba estar. Esa no es la mejor manera de generar lealtad, pero demuestra un hecho: a nadie le gusta dar malas noticias. Y lo que es más importante, a nadie le gusta dar malas noticias a una persona con la que tiene que convivir día tras día.

Sin embargo, lo que los hombres dicen cuando se encuentran más allá de la línea de fuego es que no están evaluando tu "desempeño", ni comparándote con otras amantes. Están prestando atención a tu entusiasmo —a la manera en que respondes cuando te tocan. "He tenido grandes amantes. Una ex novia trató de hacerlo todo diferente en cada ocasión; velos rojos sobre las luces, posiciones nuevas, lo que

> **Misterios masculinos**
>
> # 72
>
> por ciento de los hombres inicia la actividad sexual más de la mitad de las veces (MH).

se te ocurra, y era grandioso", afirma Brad, un representante de ventas de artículos deportivos de 32 años. "Pero estoy con otra persona. El sexo es totalmente diferente con ella, más tradicional, y sin embargo es magnífico, divertido e intenso; simplemente se trata de una clase diferente de 'grandioso'." Los hombres estamos más preocupados por la próxima ocasión en que tendremos sexo que por la última ocasión en que lo tuvimos. Los hombres son para el sexo lo que el Coyote para el Correcaminos. Incluso si sentimos que nos ha caído un peñasco en la cabeza, estamos planeando nuestro próximo ataque.

Si verdaderamente quieres saber lo que él piensa de ti en la cama, he aquí la señal: ¿Sabes cómo algunos hombres intentan conseguir sexo siendo amorosos, románticos y cariñosos? Un hombre que ha tenido un sexo maravilloso seguirá comportándose de esa manera después de tener relaciones sexuales.

## ¿Qué tanto sexo necesitan los hombres?

He estado casada por seis años, y la cantidad de sexo que mi marido y yo tenemos ha disminuido mucho; de tres o cuatro veces por semana a quizá una vez cada dos semanas. No puedo decir con precisión cuál es la razón de lo anterior; probablemente una combinación de cansancio, y quizá el sentimiento de que se ha convertido en gran medida en una rutina. Sin embargo, en ocasiones me preocupa que no sea suficiente para mi marido. Quiero que él esté satisfecho, pero es difícil encontrar el tiempo y la energía para hacer que esto ocurra frecuentemente. ¿Está nuestra relación en problemas?

He aquí el hecho: la mayoría de los hombres comprenden y aceptan las realidades de crecer y de volverse adultos. (Yo sé que esto no explica a Charlie Sheen, pero eso me tiene perplejo.)

**LA MUJER SE PREGUNTA:**

Yo le comento de manera casual que necesita un corte de pelo (porque es tan largo y desaliñado que parece un mendigo), y él parece esperar a propósito durante tres semanas antes de ir al peluquero. ¿Por qué?

*Porque hace 20 años sus padres le dijeron cuándo ir al peluquero, dónde cortarse el pelo y cómo cortárselo. A él le gusta que le digan que no puede cuidar de sí mismo tanto como a ti te gusta que te digan que te hace falta ir a depilarte el bozo. Él tiene un espejo. Él irá cuando tenga oportunidad.*

El hecho es que también sentimos la presión de nuestros empleos, hijos, incluso aspectos corporales, y también nos preguntamos si estamos dando a nuestra pareja el sexo que necesita. La veloz máquina sexual que éramos cuando nos conocimos se ha vuelto más como una pistolita de fulminantes, y el ingenio salvaje que alguna vez aportamos al hacer el amor se ha vuelto algo más parecido a una línea de ensamble. John, que tiene 43 años y ha estado casado por 15 años, afirma que él es realista. "¿Tengo la expectativa de tener relaciones sexuales con mi esposa tres veces por semana, de la manera en que hacíamos cuando estábamos recién casados? No. Yo no tengo ya la energía necesaria para eso, por más que crea que deseo hacerlo", dice.

Y nuevamente, la mayoría de nosotros está conforme con ello (¡cállate, Charlie Sheen!), pero de la misma forma que ocurre con otras cosas, la disminución de la cantidad no debe estar acompañada de una disminución en la calidad. John afirma: "Existen ocasiones en que puedo decir que mi esposa tiene relaciones sexuales conmigo porque considera que es su 'deber', porque la última vez que lo hicimos ocurrió hace tiempo. Nada es peor que ese sentimiento". La clave no es preocuparnos acerca de la frecuencia, sino destinar tiempo para cuando ambos puedan involucrarse de igual manera al hacer el amor, y puedan disfrutar la experiencia. Después de todo, mientras más viejos nos volvemos, más comprendemos por qué una botella de whisky escocés fino vale más que cinco cajas de Old Milwaukee.

## Masculinidad dominada

Lo que ya sabes acerca de los hombres:

- En ocasiones aquello que hace que el sexo sea más memorable es que comienza cuando tú lo deseas.

- En lo que se refiere a tu participación en el sexo, el ruido siempre es mejor que los juguetes.

- Conforme madura una relación, el hombre siempre estará satisfecho si se hace énfasis en la calidad, y no en la cantidad.

---

### DILE ESTA NOCHE

La cosa más sexy que una mujer le ha dicho a Craig, de 28 años.

**"Me encanta tu cuerpo."**

La cosa más sexy que Diane, de 31 años, le ha dicho a un hombre:

**"No me sacio de ti, de tu piel, de tus caricias, de tus ojos."**

---

# CAPÍTULO 3

# ¿Por qué nuestra vida sexual se calienta y enfría?

Comenzamos a hacer el amor en el momento
en que abrimos nuestros ojos por la mañana.
Una vez que comprendas sus señales amorosas,
sabrás cómo aprovechar al máximo el romance,
dentro y fuera de la cama.

PREGUNTA: Muchachos, ¿qué es lo más importante en una relación?

La amistad..............................................................62 por ciento

Tener metas y sueños similares en la vida.................31 por ciento

El sexo...................................................................8 por ciento

De verdad. Algunos hombres no desean más que esos 20 minutos de sexo (está bien, son en realidad 3½ minutos, pero ¿quién lleva la cuenta?), y algunos de nosotros usamos todo tipo de cursilerías para lograrlo. Pero esos hombres son tan representativos del resto como Tara Reid lo es de las mujeres. Sí, algunos de nosotros estamos tan vacíos como un estanque de ornato. Sin embargo, la mayoría concibe pensamientos más grandes y románticos.

Existen ocasiones en que los hombres no están buscando otra cosa que una mujer rápida y un automóvil deportivo aún más rápido. Sin embargo, los hombres que participaron en nuestra encuesta dejaron dos cosas bien claras: sí, les encanta el sexo, y no, esa no es la manera en que definen el éxito de una relación. De hecho,

63 por ciento afirmaron que la mujer que duerme con ellos en la primera cita probablemente no será la mujer con la que se casen, y más de la mitad afirmó que el sexo sin una relación emocional no es siquiera posible para ellos. Lo más revelador es que a los hombres les molesta ligeramente el estereotipo según el cual son un grupo de salvajes que respiran agitadamente mientras agitan sus penes, cuyas vidas giran en torno a la tarea de encontrar el siguiente territorio por explorar. Para muchos hombres el sexo sólo representa una rebanada (muy dulce) del pastel.

- "Las mujeres necesitan comprender nuestra necesidad de afecto", afirma Keith, de 26 años, productor de un programa de radio en Nevada. "Se trata de aceptación, recompensa, alivio y amor, tanto como de cualquier otra cosa. Es sólo que requerimos del afecto físico para sentirnos amados y queridos."

- "No somos diferentes a las mujeres respecto de lo que queremos. Estamos buscando a una persona que nos haga felices y nos mantenga así durante un tiempo", afirma Bob, de 33 años, gerente de computación. "Estamos buscando mujeres que sean la misma persona cuando están casadas que cuando están saliendo en las primeras citas."

- "Yo considero que la mayoría de las mujeres no comprenden que una relación puede ser —y a me-

---

**¡DI ESTO, NO AQUELLO!**

DI ESTO: *Estoy muy excitada. No puedo esperar a tener sexo contigo otra vez.*

NO DIGAS: *¡No hemos tenido sexo en varias semanas!*

PORQUE: *El hecho de decir lo obvio no hará que ocurra.*

·····················

DI ESTO: *Vamos a ese pequeño y oscuro restaurante este fin de semana y toquémonos por debajo de la mesa.*

NO DIGAS: *Nunca hacemos algo romántico.*

PORQUE: *Dale un plan, y él lo ejecutará.*

·····················

DI ESTO: *¡Desabrocha mi corpiño con tus dientes!*

NO DIGAS: *¿Quieres que me ponga lencería?*

PORQUE: *La respuesta será "no", hasta que te vea con esa ropa.*

nudo es— un vínculo tan poderoso para los hombres como lo es para ellas", dice Todd, de 27 años.

- "Pensamos mucho en el sexo, pero nos importan las mujeres más de lo que nos importa el sexo", dice Reed, de 37 años.

- "Yo amo a una mujer que es muy sensual. Una mujer que no tiene miedo de decirme que ella piensa que es la mujer indicada para mí", dice Jerry, de 32 años.

Analicemos ahora la historia de Richard, un arquitecto de 31 años que vive en Texas. Cuando tenía veintitantos años, salió con una mujer por poco menos de un año. Ellos tuvieron algo que él describe como el sexo más increíble de su vida. "Quiero decir, verdaderamente increíble", afirma. "No hay nada que esta mujer no haría. Era como si cada vez que teníamos sexo, ella estuviera tratando de superar la vez anterior. Y sin embargo en otras ocasiones simplemente se inclinaba y me preguntaba qué quería, como si se tratara de una especie de mesera a la que yo pudiera ordenar algo de su menú. Si yo estaba cansado, yo podía decir simplemente que quería tener sexo oral, y eso era suficiente, eso era lo que yo obtenía."

Richard afirma que era una buena relación, pero tenían más problemas que una computadora vieja. Por una parte, él pensaba que se encontraban en distintos lugares en sus carreras y sus vidas. Además de ir a fiestas con sus amigos, no estaban de acuerdo en la manera de pasar los fines de semana (él disfrutaba de las actividades al aire libre, ella no). Y en lo más profundo de su alma él nunca confió en ella, porque él sospechaba que ella lo había engañado, aunque no tenía pruebas. "Una noche, cuando ella mencionó

**Misterios masculinos**

**34**

por ciento de los hombres dice que su mejor experiencia sexual estuvo basada en la manera en que sus parejas se veían desnudas.

algo acerca de que le gustaban tanto mis padres que ellos serían muy buenos suegros, me di cuenta de que no me veía a mí mismo teniendo una familia con ella", afirma. "Terminamos por romper nuestra relación algunas semanas más tarde. El sexo era increíble, pero de ninguna manera valía la pena como para permanecer en esa relación."

Es posible que a Richard le haya tomado mucho tiempo darse cuenta, y quizá su vida sexual le nubló la mente y le hizo pensar que a largo plazo su relación terminaría funcionando. Desde luego, existe una parte en la mayoría de los hombres que desea tener aventuras sexuales dignas de aparecer en los diarios, pero la realidad es que los hombres —a pesar de que adoran el sexo, lo desean, y en ocasiones no pueden obtener suficiente—, no son tan superficiales como el corte causado por el filo de una hoja de papel. Sangramos de manera más profunda de lo que crees.

## ¿Utilizan los hombres el romance para obtener favores sexuales?

Hace un par de semanas mi novio me dijo que quería planear esa gran noche especial para nosotros. No había una razón especial, simplemente tenía ganas de salir y hacer algo divertido. Fuimos a un buen restaurante, luego a un espectáculo divertido en un pequeño teatro, y luego me llevó a bailar (lo que nunca hace). Incluso me dio una tarjeta y escribió en ella que me amaba. Yo, desde luego, estaba especialmente excitada, de manera que esa noche tuvimos sexo de gran calidad. Sin embargo, tan pronto como terminó, se dio la vuelta y se quedó dormido. Y luego al día siguiente volvimos a nuestra rutina. Yo sé los extremos a los que llegan los hombres para obtener sexo, pero sin importar qué tan agradable fue esa noche, fue casi como si se tratara de un engaño. ¿Estoy interpretando los hechos de manera correcta?

No exactamente. Piensa en los hombres como si fueran máquinas que tuvieran dos compartimentos de gasolina diferentes. Uno de ellos es el de carácter sexual, y el otro es el psicológico. Y tú sabes cómo funciona esa máquina. La utilizas una vez (al menos aquellos de nosotros que no somos como Colin Farell), y luego tenemos que esperar un poco antes de que podamos ir a

| QUÉ SIGNIFICA CUANDO… |
|---|
| …Te abraza después del sexo. *Estuvo increíble. Gracias.* |
| …Se da la vuelta y se duerme después del sexo. *Estuvo increíble. Gracias.* |
| …Te dice "te amo" por primera vez. *Estuvo increíble. Gracias.* |

recargarla para utilizarla nuevamente. En muchos sentidos, tenemos un tanque de gasolina romántica que funciona de la misma forma. Podemos utilizarlo, pero nos tardamos un poco antes de tener energía suficiente para volver a hacerlo.

Los hombres quieren ser héroes románticos, y nos encantaría ser los Romeos de las mujeres incluso si supiéramos que al final no obtendremos sexo. De la misma forma en que una banda famosa de rock se presenta en un pequeño club para tocar, nos encantan las recompensas tangibles de lo que hacemos, pero también disfrutamos al hacerlo por el placer mismo. La satisfacción de tener un sensacional desempeño romántico es lo que nos excita.

Dicho lo anterior, no siempre tenemos el tiempo, la energía o la creatividad para hacerte levitar una y otra vez. "No es que no quiera ser romántico todo el tiempo", afirma Jay, de 33 años, representante de ventas de artículos farmacéuticos que ha tenido una relación a lo largo de un año. "Sin embargo, en ocasiones parece que se requiere de mucha energía para llevar a cabo el tipo de romance que ella quiere tener." Kenny, de 24 años, agrega: "Yo soy romántico y sensible. Sin embargo, en ocasiones es difícil demostrarlo". Hay veces en que tenemos el tiempo, la energía y la voluntad para dejarte perpleja con nuestras expresiones de amor, de la misma forma en que hay ocasiones en que tú nos dejas perplejos con tus expresiones de pasión sexual. Sin embargo, una cosa no depende de la otra. A veces él sólo quiere ser romántico, de la misma forma en que en ocasiones tú solamente quieres tener sexo.

## ¿Tener sexo con un hombre me hará recibir el afecto que deseo?

No lo entiendo. Yo sé —especialmente después de platicar con mis amigas— que puedo ser tan agresiva desde el punto de vista sexual como me sea posible. Me visto con ropa sexy, intento hacer nuevas cosas, me encanta tener sexo, y puedo tratar el cuerpo de un hombre de la manera correcta. Pero he aquí el problema: Durante los últimos dos años no he tenido relaciones que duren más de cuatro o cinco meses. Me gusta pensar que también soy inteligente y divertida, así que no sé qué está ocurriendo. ¿Tienes alguna idea?

Si tengo que escuchar a otra participante del programa de televisión *The Bachelor* que diga la palabra *conexión* cuando trata de obtener una rosa, voy a arrastrarme sobre las espinas. Sin embargo, esa palabra tiene resonancia porque tiene significado para los hombres: la verdad es que un hombre define la conexión no sólo por las chispas que salen volando cuando los labios se conectan, sino también por las chispas que salen volando cuando los labios pronuncian las palabras. "Los hombres no sólo están interesados en sexo", dice Matthew, un médico asistente en California, de 31 años. "Cualquiera puede tener sexo conmigo. Nosotros, o yo, quiero a una mujer con cerebro, con sentido del humor, con talento, respon-

Misterios masculinos

32

por ciento de los hombres afirma que han permanecido en una relación debido a que el sexo es grandioso.

sabilidad y madurez; más o menos las mismas características que ellas buscan en un hombre." No puedo hablar acerca de lo que ocurrió entre tú y tus novios anteriores, pero puedo decirte que el buen sexo hace que las relaciones sean grandiosas. Lo único que el buen sexo hace a las malas relaciones es hacerlas durar un poco más de lo que probablemente debieran.

## ¿Por qué los hombres nos llevan a la cama y luego se marchan?

El último hombre con quien salí hizo todo correctamente. Me invitó a salir, me halagó sin que sonara como un vendedor de autos usados, llamó cuando dijo que lo haría, y tuvimos grandes conversaciones. Después de tres citas tuvimos sexo, pero a partir de entonces todo se vino abajo. Salimos otra vez, pero él dijo que no "se sentía bien". Yo sé que no todos los hombres son así —porque actualmente estoy saliendo con un gran tipo—, sin embargo detesto sentir que los hombres sólo están tratando de pasar un rato en la cama. ¿Cómo puedo saber si un hombre está interesado en mí, o solamente está tratando de llevarme a la cama?

Claramente existe un segmento de los hombres que juegan el papel del villano sexual de tiras cómicas. De día se disfraza de hombre romántico, amoroso y todo un caballero que haría cualquier cosa por ti; de noche se despoja de sus ropas de calle y se disfraza de su alter-ego, El Timador. Y cuando vuelve a ponerse sus ropas, entonces desaparece rápidamente.

¿Pero sabes qué? Ese tipo es una aberración; es el que hace que todos los demás tengamos mala fama. La mayoría de los hombres verdaderamente desea que sus relaciones funcionen. "Tengo 33 años, y he salido con muchas mujeres", dice Dwayne, editor de libros de Nueva York. "Si no estoy saliendo con alguien, tengo

**LA MUJER SE PREGUNTA:**

Me gustaría colgar del techo, boca abajo, al hacer el amor, ¿por qué no parece tener interés en probar nuevas posiciones?

*Quizá en su vida sexual previa quedó relegado a la posición del "misionero". Después de que le negaron variedad sexual durante un período prolongado, es posible que haya olvidado (o esté dudoso de pedir) el dulce sabor de los orgasmos de cabeza. ¿Quieres incrementar el deseo? Ayúdalo tentándolo.*

al menos una o dos citas cada semana, y puedo decir honestamente que voy a cada una de ellas —no a todas— con la idea, o quizá la esperanza, de que resultará en algo más que un par de copas de vino y un plato de pasta." Aunque puede ser difícil conocer las verdaderas intenciones de una cita potencial, creo que puedes averiguar mucho acerca de él al analizar a las mujeres con las que ha salido. En ocasiones puedes utilizar sus relaciones del pasado para averiguar sus intenciones para el futuro. Si acaba de terminar una relación larga (o si tiene más de dos botones de la camisa desabrochados), eso es señal de que es probable que esté interesado en un encuentro de una sola noche, más que en una interacción significativa.

## Masculinidad dominada

Lo que ya sabes acerca de los hombres:

- El buen sexo, a largo plazo, no tiene mucho significado si el resto de la relación es mediocre.

- Estamos tan interesados en la manera en que nos tratas fuera de la cama como en la forma en que lo haces en ella.

- El sexo no debe ser usado como una especie de "cinturón de seguridad" de la relación. Puedes mantenerlo atrapado en una relación al utilizar tu cuerpo, pero si no está satisfecho con tu mente, tu personalidad, y todo lo demás, quizá buscará la manera de desabrochar el cinturón.

## El mejor sexo que él ha tenido

"Fue en un hotel. Tuvimos relaciones, luego nos quedamos dormidos, y cuando uno de nosotros despertaba, le daba placer al otro mientras dormía. En ocho horas hicimos el amor ocho veces; la última fue durante 50 minutos."

SHANE, 21 AÑOS

"El mejor sexo tuvo lugar después de que mi pareja y yo regresamos luego de un rompimiento de ocho meses, porque fue como estar con una nueva pareja, pero al mismo tiempo sabímos exactamente lo que a cada uno le gustaba."

LYLE, 29 AÑOS

"El mejor sexo tuvo lugar una noche en que nos arreglamos para salir, y ella me estuvo incitando toda la noche. Cuando llegamos a casa, fue como si tuviéramos 16 años."

DANNY, 28 AÑOS

"Ella me rasgó la ropa, estaba tan deseable. Tuvimos sexo durante 20 minutos y luego nos quedamos dormidos, abrazándonos".

KEN, 24 AÑOS

"Ella vino a casa de trabajar. Vestía una falda negra, medias y una camisa blanca que le quedaba ajustada. Me dirigió una mirada diabólica y me dijo que no llevaba bragas. Hicimos el amor allí mismo, en el piso."

TONY, 26 AÑOS

"Tuvimos el orgasmo al mismo tiempo."

MICHAEL, 25 AÑOS

"La mejor ocasión fue cuando hablamos de nuestras fantasías mientras hacíamos el amor."

TYLER, 23 AÑOS

"En un automóvil, en el nivel superior del estacionamiento de un centro comercial. Durante una tormenta."

WAYNE, 38 AÑOS

"Salió totalmente de la nada. Yo entré a la casa y ella estaba lista y caliente. Me llevó a la cocina."

IVÁN, 34 AÑOS

"Nos vestimos con disfraces de Halloween."

BRENDAN, 33 AÑOS

---

### DILE ESTA NOCHE

La cosa más sexy que una mujer le ha dicho a James, 24 años:

**"Te amo tanto, pero si no te desnudas en 10 segundos, me vuelvo a vestir."**

La cosa más sexy que María, de 32 años, le ha dicho a un hombre:

**"Ven aquí."**

# CAPÍTULO 4

# ¿Por qué no hablan los hombres como lo hacen las mujeres?

La verdad acerca de por qué los hombres son reservados, y cómo hacer que un hombre hable utilizando tres tácticas sencillas.

PREGUNTA: Muchachos, ¿qué calificación le darían a su nivel de felicidad en su relación actual?

• A es la calificación más alta y F la más baja.

Es una "A"..............................................................37 por ciento

Es una "B"..............................................................38 por ciento

Es una "C"..............................................................18 por ciento

Es una "D"..............................................................5 por ciento

Es una "F" ..............................................................2 por ciento

Primero que nada, te felicito. Casi cuatro de cada diez hombres consideran que su relación actual merece la calificación de "A". Y 98 por ciento da calificación aprobatoria a su relación amorosa. ¿La razón? Eres asombrosa.

Y he aquí la gran ironía: Los hombres, en general, están muy felices con sus relaciones. Sin embargo las mujeres —las personas responsables de hacerlos tan felices— pasan mucho tiempo preguntándose si sus hombres quieren mantenerse en esa relación o si están esperando subirse al próximo autobús para marcharse. De hecho, las mujeres pasan tanto tiempo con la duda que a menudo terminan pidiéndole a los hombres que hablen más de… mmmh… sus sentimientos. Y si hay algo que puede hacer que un hombre contento se vuelva descontento es que le pidan hablar de eso. Es como preparar un gran *soufflé*, y luego abrir el horno para revisarlo; de manera instantánea, el *soufflé* se desinfla.

No es que jamás debas hacerlo. Sin embargo, es necesario poner en práctica toda una técnica: necesitas conducirlo a un lugar en que le sea posible compartir, y presionarlo para que lo haga sólo le volverá más terco.

- "Nosotros también tenemos sentimientos que necesitan desahogarse, pero necesitamos ayuda para dejarlos salir", dice Grant, de 35 años.

- "Los hombres no siempre quieren hablar acerca de sus sentimientos, pero eso no significa que no estén involucrados en la relación", afirma Stan, de 31 años.

- "Nos enseñan a guardar la mayoría de las cosas en nuestro interior para no parecer débiles o incapaces de tomar decisiones rápidas y firmes", dice Billy, de 27 años.

---

**¡DI ESTO, NO AQUELLO!**

DI ESTO: *¿Qué piensas acerca de esto?*

NO DIGAS: *¿Qué sientes acerca de esto?*

PORQUE: *Él sabe cómo responder la primera pregunta, pero la segunda le hace sentir nervioso.*

..................................

DI ESTO: *Me gustaría poder decir esto de manera que tenga más sentido para ti.*

NO DIGAS: *No me comprendes.*

PORQUE: *Los problemas de comunicación tienen que ver con ambas partes.*

..................................

DI ESTO: *Vamos a dar un paseo.*

NO DIGAS: *Vamos a sentarnos a platicar.*

PORQUE: *Los hombres se sienten menos tensos cuando están realizando una actividad física.*

..................................

DI CUALQUIER COSA: *Una vez*

NO DIGAS: *Lo mismo diez veces.*

PORQUE: *Para un hombre, la repetición hace que la afirmación pierda sentido.*

- "¿Quieren que hablemos? Entonces por favor no nos pregunten acerca de nuestros sentimientos", señala Colin, de 24 años.

- "Las mujeres no saben que la mayoría de los hombres quieren tener una conexión emocional, pero en general tenemos problemas para comunicarnos, y absorbemos en nuestro interior aquello que sentimos. Yo sé que soy mejor al escribir acerca de mis sentimientos que al hablar sobre ellos", agrega Garry, de 29 años.

El problema de muchos hombres estriba en que hablar de los sentimientos con una mujer es como hablar francés con un parisino. No importa qué tan duro estudies, nunca dominarás el lenguaje con la misma fluidez. De manera que tú —la damita francesa de la ecuación— necesitas hacer que las cosas sean más sencillas para nosotros.

Desde nuestro punto de vista, existen dos cosas que preferiríamos no hacer. La primera, no nos preguntes directamente acerca de la palabra "sentimientos". Decir la palabra "sentimientos" a un hombre es como cortarte las uñas de los pies mientras te desnudas; un motivo para perder la excitación. ¿La razón? Nosotros tenemos sentimientos, pero no tenemos el mismo acceso a ellos que tú tienes. De manera que cada conversación que apunta a incluir nuestros sentimientos nos parece como los últimos quince minutos de cada episodio del programa de televisión *Law & Order: Tentativa criminal*, donde somos el acusado y tú el astuto fiscal que nos acusa con el dedo apuntando a nuestro rostro y nos recuerda que sabe más de lo que nosotros sabemos.

Misterios masculinos

**27**

por ciento de los hombres afirma que la causa más importante de discusiones con sus esposas o novias se relaciona con el hecho de que ellos no comparten o hablan acerca de sus sentimientos.

Y es verdad que tú sabes un poco más que nosotros. Sabes cómo te sientes y nosotros no lo sabemos. De manera que si deseas que hablemos, entonces ayúdanos a aprender tu idioma; al aprender un poco del nuestro.

"Una noche, mi esposa se enfadó conmigo por algo realmente estúpido, el hecho de que yo tenía planes para ir a almorzar con algunas personas del trabajo y no era capaz de reunirme con ella", dice Thomas, de 35 años, un gerente de finanzas de una agencia de automóviles de Nueva Jersey. "Cuando llegué a casa, le dije que estaba loca por enojarse conmigo; yo ya tenía planes. Ella se desató, y me dijo que no se trataba del almuerzo, sino que sentía que yo estaba distante últimamente. En vez de gritarme, o incluso formular una gran cantidad de preguntas acerca de cómo me sentía respecto de nuestra relación, simplemente me dijo eso y se alejó. Yo sentí que debía defenderme, y el hecho de que se hubiera quedado callada me hizo comenzar a hablar. Le dije cómo me agobiaba el trabajo, qué tan abrumado me encontraba, y que eso hacía que no fuera tan buen marido como debía ser; cosas que nunca le había dicho antes, a pesar de que habíamos estado casados por seis años."

El punto es que si deseas que respondamos a tus preguntas acerca de cómo nos sentimos, entonces deja de preguntarlo. Mejor observa cómo nos comportamos y dónde se encuentra nuestro foco de interés. Y sé abierta respecto a tus sentimientos; mientras más cómoda te muestres al hablar de ti misma, más cómodo se sentirá él de hacerlo.

## ¿Cómo puedo saber hacia dónde se dirige la relación?

Siento como si hubiera entrado en un bache en la relación con mi novio. Hemos estado juntos durante varios meses. Todo parecía marchar bien al principio. Ahora parece que hemos caído en la típica rutina de las relaciones. Nos vemos entre semana, rentamos una película los viernes y generalmente hacemos el amor dos veces por semana (una vez antes de la película). Él es bueno conmigo y me trata bien, pero me gustaría llevar las cosas al lugar en que se encontraban antes. Él me dice que todo está bien, asegura que le intereso, y me dice que no debo preocuparme por ello. Sin embargo todavía me preocupa porque lo que él dice es una cosa y lo que ocurre semana tras semana es otra. ¿Tienes idea de qué está pensando?

Sí. Él está pensando exactamente lo que está diciendo: todo está bien. "Las mujeres piensan que no hablar de la relación significa que hay problemas, pero los hombres piensan lo contrario. Si no estamos hablando de ello, eso significa que somos felices", dice Conner, de 32 años. De manera que la verdadera pregunta no es: "¿Qué está pensando", sino: "¿Qué estás pensando?" Si estás contenta con la relación que tienes, entonces relájate y disfrútala. Y si quieres más, entonces díselo. "Si un hombre ama a una mujer, lo demostrará con acciones diarias y no sólo con palabras", dice Jimmy, de 27 años. O bien se esforzará más, o lo que te está dando actualmente es todo lo que tiene, y quizá tú necesites seguir adelante sola.

## Qué significa cuando...

...Él dice "te amo" por primera vez (no durante el sexo).

*Te ama. Y él lo pensó durante mucho tiempo antes de decirlo por primera vez.*

...Él dice "muy bien" como respuesta a una pregunta sobre cómo fue su día.

*Muy bien. Si algo importante hubiera ocurrido, él te lo diría... al cabo de algunas horas.*

...Él dice "cinco" cuando tú le preguntas con cuántas mujeres se ha acostado.

*Doce.*

# ¿Por qué no responden los hombres a las preguntas emocionales?

Tengo un buen amigo que recientemente abandonó a su esposa. Ellos tuvieron una hija que actualmente tiene ocho años, y mi amigo y su ex se encuentran en este amargo desacuerdo sobre la custodia, el dinero y sobre quién de ellos debe pasar tiempo con su hija. Cuando le conté de su caso a mi marido, le pregunté qué sentía acerca de esto, porque estas son cuestiones emocionales muy importantes, y pensé que él tendría ideas realmente serias al respecto. Por el contrario, él simplemente se sentó allí, se encogió de hombros y dijo: "Eso apesta". ¿Es que acaso el hombre carece de sentimientos?

Desde luego que tiene sentimientos, y te los dijo. Él siente que la situación apesta.

Oh, pero espera... tú estabas buscando algo más. He aquí el problema: tú quieres que comparta tus preocupaciones, pero la señal que le estabas mandando era más confusa que una estación de radio pirata. Es el mismo enigma de "los sentimientos". Si lo que quieres saber es cómo manejaría un asunto relacionado con la custodia, entonces pregúntale cómo manejaría un asunto relacionado con la custodia. Si quieres saber si él piensa que está mal que uno de los dos abandone el matrimonio, entonces pregúntale sobre el tema. Sin embargo, no le preguntes acerca de sus sentimientos y luego esperes que comprenda que al contarle la historia sobre los vecinos le estabas contando una fábula de Esopo vinculada a tu relación. "Nosotros somos sencillos. Por favor, no utilices pruebas ni des por sentados los hechos", afirma D.J., de 26 años. "Di lo que piensas, y piensa lo que dices. No quieras

## Misterios masculinos

### 65

por ciento de los hombres no quiere que sus parejas les hagan preguntas personales.

que adivinemos lo que tratas de decir o lo que piensas." D.J. es un poco soñador.

Mientras a los hombres les gustan las ecuaciones directas en que al problema "A" corresponde la solución "B", las mujeres parecen preferir una visión más poética y metafórica del asunto. Esa es la razón por la que cuesta tanto trabajo establecer la comunicación entre los sexos. A los hombres les resulta divertido abordar situaciones hipotéticas cuando hablan acerca de sus carreras o la bolsa de valores, pero no cuando les pides que expliquen cómo se sienten en relación con algo realmente serio, como la ruptura amorosa, la infidelidad o los ingredientes de la pizza. En ese caso las preguntas directas te proporcionarán las respuestas que deseas: sigamos juntos, te seré fiel siempre, y sin anchoas por favor.

## ¿Por qué él no puede planear nuestro futuro?

Mi esposo y yo tenemos dos hijos, un niño de tres años y una niña de seis. Estoy cansada de tomar la píldora, por lo que he tratado de convencer a mi marido de otras opciones. Le he preguntado específicamente si quiere tener más hijos (a mí me da lo mismo una u otra opción). Y si no lo desea, entonces deberíamos hablar de la vasectomía. Sin embargo, él no puede decidir si quiere tener más hijos, y no parece muy entusiasmado ante la idea de hacerse la vasectomía. ¿Por qué no me dice simplemente lo que desea, con el fin de que podamos elaborar un plan?

Tu pregunta contiene una frase interesante: "A mí me da lo mismo una u otra opción." Parece que tanto tú como tu esposo les resulta cómodo cambiar de opinión. Durante nuestras encuestas y estudios hemos preguntado la opinión de los hombres sobre la vasectomía. John, de 41 años, ha conversado con su esposa

LA MUJER SE PREGUNTA:

¿Por qué es tan difícil que un hombre escriba un mensaje personal en una tarjeta de cumpleaños? Cada año lo único que recibo es: "Con amor, Jim".

*Cinco minutos de trayecto de la tienda donde la compró a tu casa no son suficientes para escribir algo más ingenioso.*

*Además, preferirá que una cena romántica y una invitación al teatro hablen por él.*

acerca de la vasectomía, pero tienen problemas para llegar a la raíz de lo que realmente desean hacer. "Ninguno de los dos se sincera y dice que no tendremos más hijos. Ella piensa que el hecho de que yo no me someta a la operación significa de alguna manera que tengo un plan malvado: que si la abandono, podré tener hijos con una chica guapa de 22 años. Sin embargo, yo simplemente no quiero hacerme la vasectomía, porque ninguno de los dos ha cerrado la puerta a la posibilidad de tener hijos, y si ella se decide, yo me decidiría también."

El hecho es que los hombres odian admitir que no tienen un plan, y con asuntos complejos como éste, es difícil que un hombre decida de manera unilateral algo que afectará el resto de sus vidas. Él cambiará de opinión varias veces hasta que esté seguro. Y entonces, un día, simplemente anunciará su decisión.

Lo sé, es difícil vivir con nosotros. Pero no intentes vivir sin hacerlo.

## Masculinidad dominada

### Lo que ya sabes acerca de los hombres

- Los sentimientos son la palabra prohibida. Elimínala de tu vocabulario. Trata de formular preguntas como "¿Qué piensas de...?"

- Nosotros sentimos que todo está bien cuando no estamos hablando de nuestros sentimientos. Cuando hablamos de ello nos parece que todo va de mal en peor.

- Si nos arrinconas contra una esquina, no te permitiremos acceder a nuestros pensamientos. Si nos das algo de espacio, te abriremos las puertas.

---

## DILE ESTA NOCHE

La cosa más sexy que una mujer le ha dicho a Dale, de 32 años:

### "¿Qué quieres desayunar?"

La cosa más sexy que Tricia, de 28 años, le ha dicho a un hombre:

### "Me gustaría tenerte."

---

# CAPÍTULO 5

# ¿Qué es lo que realmente le molesta a mi hombre?

**La verdad secreta y profunda acerca de la inseguridad masculina, y por qué sólo la mujer que él realmente ama puede hacerlo sentir mejor.**

PREGUNTA: Muchachos, ¿qué tan frecuentemente los halaga su esposa o su novia respecto de su cuerpo?

Siempre............................................................4 por ciento

A menudo ..................................................19 por ciento

Algunas veces ............................................38 por ciento

Rara vez ......................................................24 por ciento

Nunca..........................................................14 por ciento

Déjame adivinar. Una de las quejas que tú tienes acerca del hombre con quien estás saliendo o con quien te casaste es que no es muy espontáneo. En los cumpleaños él selecciona una tarjeta de regalo y compra flores. En los aniversarios hace una reservación para cenar. En los días festivos, incluso trata de comprar un regalo —a veces de último momento, una hora antes de que cierren el centro comercial—, y éste resulta ser dos tallas más pequeño. (No somos tan estúpidos, ¿sabes?) Pero la última vez que viste una tarjeta, una flor o un diamante que no tuviera que ver con esos motivos, sino como muestra espontánea, fue hace mucho tiempo.

Nosotros sabemos que no somos tan generosos como debiéramos y que no andamos repartiendo abrazos, cumplidos, o ramos de flores cortadas a la vera del camino. Y sabemos que necesitaríamos ser mejores. De manera que no te sientas cohibida para soltar la pista ocasional, aunque no sea tan sutil; nosotros lo agradeceremos.

Sin embargo, existe un problema: los hombres no damos pistas. Y también nosotros necesitamos una palmada en el trasero de vez en cuando.

Para ti las flores, la tarjeta, o la frase ocasional "¡Guau, tu peinado se ve muy bien!", funcionan como una forma de confirmar que estamos contentos, enamorados y dispuestos a soportar los horrores de una maratón de compras en temporada de ofertas, si eso es lo que te complace. Sin embargo, lo que los hombres nunca, jamás admitirían —incluso bajo tortura y/o una sesión forzada de *pedicure*— es que en secreto somos tan inseguros como un mujeriego en una convención de abogados dedicados a asuntos de divorcio.

"Tenemos mucha menos confianza en nosotros mismos de lo que piensas, y necesitamos del estímulo en nuestras vidas tanto como las mujeres, si no es que más", afirma Scott, de 30 años, agente de bienes raíces en Minnesota.

Sólo uno de cada cuatro hombres afirma que recibe regularmente frases positivas de aliento de la mujer con quien vive; sin embargo, los hombres quieren escuchar esas frases más de lo que desean el paquete de partidos sabatinos de fútbol transmitidos por la televisión digital. Probablemente no necesitamos que los regalos vengan en un sobre, en un jarrón o en una pequeña caja azul. (No pensaste que prestamos atención, ¿verdad?) Nuestra lista de deseos incluye:

- *Halagos.* "Si esperas que te diga que te ves maravillosa con el vestido que te has puesto, di lo mismo acerca de mi traje. Ninguno de los dos vestimos de esta forma todos los días", dice Corey, de 28 años. "Ambos nos vestimos de esa manera para gustarle a nuestra pareja."

- *Atención.* "Una mujer puede mostrar que le importamos en muchas maneras diferentes. Es agradable que nos atiendan en la cena; comer en la cama, tomar un baño de esponja, o que se expresen de nosotros con admiración ante otras personas", dice William, de 35 años.

- *Seducción.* Andrés, de 32 años, dice: "En el día de San Valentín del primer año de nuestro matrimonio, mi esposa me llamó desde el baño. Cuando entré la vi en la bañera, rodeada de velas y dulces. ¡Guau!"

> **¡DI ESTO, NO AQUELLO!**
>
> DI ESTO: *¡Hola, guapo!*
> NO DIGAS: *¡Ey!*
> PORQUE: *Una pequeña parte de su interior comenzará realmente a brillar.*
>
> ........................
>
> DI ESTO: *¡Te amo mucho!*
> NO DIGAS: *Te amo.*
> PORQUE: *Él necesita saber que tu pasión no está desapareciendo.*
>
> ........................
>
> DI ESTO: *¡Dios mío! ¡Mira esos tríceps!*
> NO DIGAS: *Esto va en la cocina, junto a la ventana.*
> PORQUE: *Las mejoras del hogar son la mejor oportunidad que tiene un hombre de ser un héroe de acción.*

- *Reconocimiento de nuestra masculinidad.* "Nos encanta escuchar cuán fuertes somos, cuán sabios, inteligentes, importantes, poderosos, intelectuales, y sobre todo amados, una y otra y otra vez. De otra manera nos volvemos paranoicos", dice Chris, de 30 años.

- *Confirmación.* "Nos gusta saber que estamos haciendo lo correcto, incluso en asuntos de poca importancia como sacar la basura. Una sonrisa, un beso suave en la mejilla o el cuello, y un 'gracias' nos mantendrá contentos mientras hacemos quehacer, o cualquier cosa", dice Gary, de 34 años.

...Él se rehusa a discutir el estado de la relación.

*Para él hablar acerca de la relación es como dar a conocer recetas secretas; una vez que sabes cómo se hace, echa a perder el misterio y la diversión. Si va a ser buena, déjate llevar. Si va a ser mala, entonces habla acerca del problema, no de "la relación".*

...Has pasado un mes de citas maravillosas y él no ha intentado una sola vez llevarte a la cama.

*Comienza a suscribirte a revistas especializadas en preparación de bodas. Él tiene la sospecha de que tú eres la mujer de su vida.*

...Él te pide que lo acompañes a conocer a su familia.

*Él espera que tú te comportes como lo harías en la primera cita: con tu irresistible encanto, agudeza y elegancia. Los críticos están preparando el ataque.*

Tú sabes exactamente cómo se siente cuando tu hombre te obsequia un detalle espontáneo e inesperado de aprecio: es como poner una lupa bajo el sol. Todo se vuelve mucho más caliente. El hecho de que tengamos un espacio interior más fortificado que un camión de transporte de valores no significa que no puedas penetrar las defensas.

De manera que, empezando hoy mismo, hagamos un trato: más para ti, más para nosotros.

## ¿Por qué tengo que regañarlo para que me ayude?

Tanto mi esposo como yo trabajamos. El otro día él llegó a la casa un poco más temprano que yo, y me sentí un poco frustrada al ver cómo dejó el lugar. Le eché en cara el hecho de que la casa parecía un chiquero, y él se enfrentó a mí. Su respuesta consistió en pedirme que dejara de regañarlo y que desearía que yo apreciara un poco más lo que él hace. ¿Qué es lo que quiere? ¿Desea que le agradezca que administre nuestro portafolio de inversiones y nuestro plan para el retiro? Él no me agradece cada vez que yo pago una cuenta.

En ocasiones los hombres se sienten tan poco apreciados como el tipo que limpia la goma de mascar que la gente deja pegada debajo de las mesas de una cafetería. Marc, de 35 años, agente de seguros, señala que él trabaja entre 50 y 60 horas a la semana mientras su esposa está en casa con sus tres hijos (todos ellos menores de 6 años). "Yo sé que ella tiene un trabajo más duro que el mío, pero cuando regreso a casa, yo me hago cargo de todo lo que puedo por ayudarle con los niños", afirma. "Ella ve esto como parte de mis responsabilidades, que lo es, pero rara vez me agradece por darle un par de horas de descanso, incluso a pesar de que yo he pasado de una situación estresante a otra." A pesar de que lo parezca, los hombres no esperan una ovación de pie cada vez que sacan la basura de la casa por la puerta trasera; todo lo que desean es lo mismo que tú por ayudar a hacer que la familia y la casa funcionen bien: una palabra de siete letras ("gracias") de vez en cuando.

> **LA MUJER SE PREGUNTA:**
>
> Tres hombres con los que he salido me han dicho cosas como "si yo quisiera ser millonario, podría serlo. Simplemente no estoy enfocado en ganar dinero en este momento." ¿De dónde viene esta arrogancia? ¿Se trata de una "pose"?
>
> *Es lo contrario a la arrogancia: es inseguridad. Lo que está tratando de decirte es que él sabe que su empleo puede no ser el óptimo para presentarlo con tus padres, y él sabe que puede no ser el empleo que tendrá dentro de dos años. De hecho, lo que él está tratando de hacer es darte información, con el fin de que tengas alguna confianza en él, incluso a pesar de que él no tiene confianza en sí mismo.*

## Misterios masculinos

## 70

por ciento de los hombres está de acuerdo en que es importante recibir halagos de manera regular.

# ¿Cuál es el regalo perfecto para un hombre?

Estoy en un aprieto. ¿Qué quiere un hombre para su cumpleaños? He sostenido una relación con mi novio durante cuatro meses, así que tengo que tener cuidado de no ser demasiado sentimental, pero tampoco demasiado parca. ¿Tienes alguna idea?

**Misterios masculinos**

**34**

por ciento de los hombres afirma que hacen su mejor esfuerzo por cambiar la manera en que su esposa o su novia los quieren.

Es difícil responder sin conocer personalmente a tu novio, pero considero que a los hombres les gustan los regalos que son prácticos desde el punto de vista sentimental. ¿Qué quiero decir? El regalo perfecto no es aquel que se identifica con alguno de los extremos del espectro romántico. (Un objeto con una leyenda grabada es demasiado íntimo, un suéter es demasiado "fraternal"). Por lo tanto, la clave consiste en encontrar algo que combine de alguna manera ambos extremos. Ryan, abogado de 32 años, dice: "Yo compito en triatlones durante los fines de semana, alrededor de seis u ocho cada año. Para mi cumpleaños, mi novia encontró algunos números y fotos de anteriores competencias, y los reunió en un cuadro. Fue algo muy agradable, algo que yo nunca haría por mí mismo. Este regalo ahora está colgado de la pared de mi oficina". Por cierto, cuando te falten ideas, hacer el amor es siempre un buen sustituto de última hora para el regalo de cumpleaños. Sin embargo, eso sólo funciona si te encuentras tan excitada como él. "El peor sexo que he tenido tuvo lugar cuando mi novia pensó que debía tener sexo conmigo porque era mi cumpleaños", afirma Mitch, de 25 años. "El sexo debe ser divertido, no algo que debemos hacer porque se trata de un día especial."

## ¿Qué significa cuando un hombre habla sin parar?

Mi novio juega en una liga de softball de la ciudad. Yo no voy a los partidos porque generalmente estoy trabajando o me encuentro demasiado cansada para ir. Cuando regresa a mi casa después del juego —tras haber bebido algunas cervezas, desde luego—, me cuenta quién era el lanzador, cuántos hits pegaron, etcétera. Es como si me relatara el partido, jugada por jugada. Nunca he oído hablar tanto a un hombre. ¿Cómo es posible que pase 20 minutos hablando acerca de esto, sin que yo pueda decir tres palabras sobre nuestra relación?

Podrías pensar que él está tratando de obtener halagos respecto de sus logros deportivos. Sin embargo, éste no es el caso. Lo que él está tratando de lograr es que te integres a su mundo. Él no desea hablar acerca de su éxito; él quiere que tú lo veas por ti misma. Sus comentarios del juego son la manera en que te dice de manera indirecta lo que realmente quiere: que le acompañes a uno o dos partidos.

## Masculinidad dominada

### Lo que ya sabes acerca de los hombres

- Los halagos sencillos acerca de la apariencia de un hombre lo desarmarán, dibujando una sonrisa en su rostro.

- Los hombres a menudo sienten que se matan trabajando para satisfacer a sus jefes, a sus colaboradores, a sus amigos, a sus vecinos o a ti. Una pequeña muestra de reconocimiento de que lo que hacemos te parece bien nos ayuda a trabajar más duro.

- Cuando tengas duda, el sexo constituye un buen regalo, especialmente si viene en una envoltura elegante.

## DILE ESTA NOCHE

La cosa más sexy que una mujer le ha dicho a Sam, de 34 años:

**"No pienses mal de mí, pero me encantaría..."**

[censurado]

La cosa más sexy que Maya, de 24 años, le ha dicho a un hombre:

**"Quiero tenerte en mi boca, húmeda y caliente."**

(Mensaje de texto electrónico)

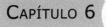

# CAPÍTULO 6

# ¿Por qué el hombre no expresa abiertamente sus sentimientos?

La diferencia en la manera en que hombres y mujeres hacen frente a las rupturas, y cómo tú sola puedes lograr que se sienta completo.

PREGUNTA: ¿Qué tan frecuentemente piensas en la mujer que te abandonó?

Todo el tiempo....................................................8 por ciento

Muchas veces ....................................................15 por ciento

Algunas veces ....................................................50 por ciento

Rara vez ............................................................25 por ciento

Nunca..................................................................2 por ciento

¿Recuerdas la última vez que viviste la ruptura de una relación? Probablemente lloraste un poco, te quejaste con todos los amigos que estuvieron dispuestos a escucharte, pusiste "su canción" y la escuchaste sin parar mientras destruías las fotografías de tu pareja hasta hacerlas pedacitos.

¿Sabes lo que hizo tu ex novio? Salió a emborracharse con sus amigos, les dijo a todos que él ya había superado la pena y probablemente comenzó a coquetear con otra chica esa noche.

Esta conducta explica una de las diferencias principales entre hombres y mujeres, y también explica por qué, cuatro meses más tarde, tú superaste el trauma mientras él sigue llamándote por teléfono cuando está borracho.

A los hombres les gusta dar la impresión de que pueden olvidar sus relaciones anteriores tan rápido como beben cerveza. Sin embargo, la mayoría de nosotros simplemente estamos escondiendo el dolor bajo la cama y no lo enfrentamos hasta que no queda más remedio.

Pongamos por ejemplo a Jonathan. Recientemente, a sus 27 años, regresó a la escuela para hacer su maestría en trabajo social, y durante el primer semestre conoció a una mujer a la que actualmente se refiere como la MS (Mujer de sus Sueños). "MS y yo pasamos juntos cada segundo de cada día por casi cuatro meses", dice Jonathan. "Y luego me dijo que me consideraba más como un amigo. Yo le respondí: 'Un amigo es alguien con quien voy a beber cerveza, no alguien que me lava la espalda en la regadera'. Pero le dije 'No importa'."

Para ella, Jonathan aceptó la idea, o al menos esa es la impresión que él tiene. Pero para sus amigos, Jonathan estaba más devastado que los labios de Joan Rivers. Él hablaba de MS constantemente, se preguntaba qué hizo mal, dudó de sí mismo por no luchar más para conservarla, incluso pensó en la forma de hacerla regresar. (Le

---

> **¡DI ESTO, NO AQUELLO!**
>
> **DI ESTO:** *¿Puedo comenzar a usar tu vieja camiseta de fútbol cuando voy a acostarme? ¡Es muy cómoda!*
>
> **NO DIGAS:** *No puedo creer que todavía te pongas esa camiseta andrajosa para salir a la calle.*
>
> **PORQUE:** *Esa horrible camiseta se relaciona con 500 recuerdos maravillosos.*
>
> ........................
>
> **DI ESTO:** *Ella fue una idiota cuando dejó que te le escaparas entre los dedos.*
>
> **NO DIGAS:** *¿Por qué quieres hablar acerca de tu ex novia?*
>
> **PORQUE:** *Ella no constituye una amenaza, así que puedes darte el lujo de ser generosa.*
>
> ........................
>
> **DI ESTO:** *Quiero ir contigo a España y enseñarte todos mis lugares favoritos.*
>
> **NO DIGAS:** *Vámonos a España. Mi ex novio y yo pasamos días maravillosos allí. ¡Es tan romántico!*
>
> **PORQUE:** *Tú quieres ir a España, ¿verdad?*

llevó una sola flor el día de su cumpleaños, tres meses después del rompimiento, supuestamente como un signo de amistad, pero con la esperanza de que ella se diera cuenta de que él era un hombre sensible.) Luego comenzó a salir con otras mujeres, pero incluso después de hacer el amor con dos de ellas, todavía hablaba de MS después de tomar algunas cervezas.

¿Te suena familiar? ¿Por qué son los hombres así? Los hombres —especialmente aquellos que saben apreciar una buena relación cuando la tienen— tienden a recordar cuánto tiempo, energía, paciencia y persistencia se requieren para conseguir el anzuelo, atar la carnada, lanzar el hilo de pescar y esperar, esperar y esperar, hasta que aparezca la mujer indicada. Debido a que pasamos tanto tiempo tratando de pescar la próxima gran pieza, a menudo nos preguntamos si no la hemos atrapado ya, y si entonces la dejamos escapar.

¿Significa lo anterior que los hombres viven obsesionados por sus ex novias? Eso ocurre con algunos hombres. (La pregunta sobre relaciones más frecuentemente formulada por nuestros lectores de la revista *Men's Health* es "¿Cómo la hago regresar?") Sin embargo, considero que en una perspectiva más amplia tú no puedes dar por sentado que un hombre maneja los recuerdos de sus relaciones anteriores como si se tratara de

---

### QUÉ SIGNIFICA CUANDO...

....Él afirma que quiere tomar las cosas con calma.

*Las cosas están bien. No las eches a perder al preguntar constantemente hacia dónde se dirige la relación.*

...Él menciona que se encontró con su ex novia.

*Él no quiere que te preocupes por lo que podría ocurrir entre ellos en el futuro. Quizá siente que no lo aprecias lo suficiente actualmente, y puede estar tratando de recordarte que él tiene un pasado.*

...Él se muestra callado durante la primera cita.

*Él está tratando de despertar tu curiosidad lo suficiente para que salgas con él en una segunda cita*

---

### Misterios masculinos

## 78

por ciento de los hombres literalmente se han sentido "mareados de amor".

las sobras de la comida china, que uno tira a la basura después de unos días. (Jonathan tardó 18 meses y tres breves relaciones con mujeres antes de encontrar a aquella que borró el recuerdo de MS.) Para la mayoría de los hombres, la forma más segura de poner fin a los pensamientos acerca de una relación anterior consiste en establecer otra relación.

## ¿Por qué no habla de su ex novia?

Mi novio, con quien ando desde hace varios meses, nunca habla de su ex novia, con quien pasó dos años, o de ninguna otra relación anterior. Le he preguntado los motivos de su rompimiento. Él me da respuestas breves y falsas, como "nos distanciamos". ¿Por qué no quiere hablar de ese tema como un adulto?

Una vez salí con una mujer que hizo lo mismo. Ella me formuló tantas preguntas sobre mi ex novia que llegué a sentir como si me hubieran nominado para ser juez de la Suprema Corte de Justicia. Ella me preguntó cómo nos conocimos. Me preguntó cómo fue nuestra vida sexual. Me preguntó por qué rompimos. Y cada vez que íbamos a un restaurante nuevo, ella me preguntaba: "¿También la trajiste aquí?". Ella me hacía preguntas insidiosas, a la manera de Geraldo Rivera, pero yo me negué a responder. ¿Por qué? Por dos razones. En primer lugar porque es una falta de respeto para mí mismo, o para mi ex novia, que me refiera a esa noche salvaje en la fuente del parque. La verdad es que sí tenemos grandes recuerdos de esa mujer; y si queremos volver a repasar la película en nuestras mentes, preferimos hacerlo en una audición privada. Una pista: mientras menos hables de ella y más te concentres en nosotros, más rápido olvidaremos nuestro pasado.

# ¿Qué pasa si un hombre se equivoca y me llama con el nombre de su ex novia?

Una noche, mi marido y yo estábamos trabajando en la casa cuando él me llamó usando el nombre de su ex novia, la chica con quien salía poco antes de conocerme, hace más de tres años. Yo me quedé impactada, y sé que él estaba apenado. Yo no me enojé mucho, porque eso no ocurrió mientras hacíamos el amor, pero todavía me pregunto: ¿Está pensando en ella? ¿Se estarán viendo? ¿Desearía estar con ella? ¿Por qué utilizó su nombre?

Un día, en el trabajo, un empleado casado entró a mi oficina, muy asustado. Él había llamado a su esposa con el nombre de Julia (su nombre es Jill) cuando salía de la casa en la mañana para ir al trabajo. "Ella me exigió que le dijera por qué la había llamado Julia, de manera que piensa que le soy infiel o que estoy interesado en alguien o coqueteando o haciendo algo malo", nos dijo. Le preguntamos qué había ocurrido. Él no tenía idea; nunca había salido con ninguna Julia. Mira, los hombres saben que existen pocos pecados más grandes en el mundo de las relaciones que referirse a ti con el nombre de alguien más (ya sea en la cama, al cenar, o en casa de los suegros). De manera que si ocurre una equivocación con el nombre, lo más probable es que se relacione con algún estímulo inocente que él recibió de manera inconsciente al mirar un programa de televisión, en algo que leyó, o incluso un detalle sin importancia que pudo haber desencadenado un recuerdo repentino sobre su ex novia. En realidad, si él

**LA MUJER SE PREGUNTA:**

¿Cuál es la razón por la que muy pocos hombres presumen qué tan maravillosa es su esposa, ya sea en el trabajo o en su tiempo libre? Pareciera que algunos hombres no quieren dar crédito a sus esposas.

*Muchos no se sienten cómodos al presumir sobre sus esposas, porque piensan que se verán tan arrogantes como Bill O'Reilly, y que sus amigos pensarán que ellos se han vuelto tan suaves como un helado de chocolate. No es justo, no es lo correcto, y no es inteligente, pero esa es la manera en que son las cosas.*

estuviera haciendo algo malo o si la extrañara, ese es un pecado que él se aseguraría de no cometer.

## ¿Comparan los hombres a sus ex?

Estoy saliendo con un hombre que estuvo casado por tres años. Él y su ex esposa no tuvieron hijos, pero parecen hablar frecuentemente; quizá lo hacen dos o tres veces por semana. Y él siempre se refiere a ella en nuestras conversaciones. Recientemente, mientras peleábamos acerca de algo estúpido —acerca de dónde estacionar el coche al llegar a la tienda— él se refirió a una pelea que tuvo con su ex acerca de algo igualmente estúpido. ¿Cuál es la razón por la que su ex siempre tiene que ser parte de nuestra ecuación?

En nuestra encuesta, un tipo llamado Gary, de 37 años, nos escribió para decirnos que su segunda esposa tenía un problema similar, y que eso provocó discusiones muy fuertes entre ellos. "Mi esposa dice que es una falta de respeto de mi parte tan sólo mencionar el nombre de mi ex, incluso cuando estoy tratando de explicar algo estúpido que ella hizo", afirma Gary. Él señala que lo que intentó hacer—quizá de manera equivocada, toda vez que él sabe que esto le molesta a su esposa— fue explicar los errores que él y su ex esposa cometieron anteriormente, con el fin de que él y su esposa actual no cometan esos mismos errores. A pesar de que considero que mencionar el nombre de la ex esposa es el equivalente romántico de dejar caer cubos de hielo en tu espalda, también pienso que los hombres que hablan de sus ex esposas lo hacen para dar a entender de alguna manera que tienen experiencia —con las mujeres, con los conflictos, con las relaciones— y no como una forma de darte a entender que no están contentos contigo.

## Masculinidad dominada

### Lo que ya sabes acerca de los hombres

- Tú eres profundamente sentimental en periodos cortos e intensos. Los hombres son sentimentales crónicos, en formas dolorosas y duraderas.

- Si tú tienes un "ex" y estás pensando en regresar con él, es probable que él piense lo mismo. En lo que se refiere a los rompimientos los hombres son débiles, débiles, débiles.

- Si tú estás esperando que él supere un rompimiento anterior antes de involucrarte con él, estás en un error. Todos los hombres estamos despechados; eso es lo que hacemos, sacamos un clavo con otro. Él está listo para superar el problema y seguir adelante, y si no es contigo, será con alguien más.

---

### DILE ESTA NOCHE

La cosa más sexy que una mujer le ha dicho a Mike, de 26 años:

**"Nadie conoce mi cuerpo como tú."**

La cosa más sexy que Michelle, de 32 años, le ha dicho a un hombre:

**"¡Acuéstate!"**

---

# Lo que los hombres quieren que las mujeres sepan acerca de ellos

"La mayoría de las mujeres no se dan cuenta de que los hombres necesitan del sexo para sentirse conectados desde el punto de vista emocional."

RANDY, 33 AÑOS

"Los hombres desean gustarle a las mujeres tanto como ser amados por ellas. La intimidad es lo más excitante. Si compartes con él tus fantasías y deseos, él hará todo lo que esté a su alcance para complacerte."

WES, 39 AÑOS

"A los hombres les gustan las cosas sencillas y claras. Mientras más complicada se vuelva una cosa, menos interesado estará."

SAMMY, 25 AÑOS

"Vamos a la tienda a comprar pantalones de mezclilla y regresamos solamente con los pantalones de mezclilla. Ellas por su parte piensan que, dado que no compramos un traje nuevo, una camisa, una corbata, un par de zapatos y una billetera que combine con los pantalones de mezclilla, algo debe estar mal. Las mujeres esperan que los hombres tengan los mismos procesos mentales que ellas tienen, y en eso están equivocadas."

LEE, 28 AÑOS

"Incluso cuando estamos dormidos, estamos listos para tener sexo."

ED, 40 AÑOS

"Nos preguntamos por qué frecuentemente las mujeres nos hacen realizar ejercicios mentales, al formular preguntas hipotéticas que ningún hombre en sus cabales respondería con la verdad, a menos que le guste que le den patadas en los testículos o que lo manden a dormir a la sala. Por ejemplo: '¿Te gustaría acostarte alguna vez con alguna de mis amigas'?"

ROSS, 42 AÑOS

"Nunca entendemos las pistas."

CHARLES, 27 AÑOS

"Los hombres son un desastre emocional; no conocen la manera de expresarse."

JUAN, 30 AÑOS

"Yo me pongo a llorar cada vez que Luisa Lane descubre que Clark Kent es Supermán."

KEVIN, 32 AÑOS

"El camino para llegar al corazón de un hombre es hacer como si él todavía tuviera 12 años."

RICHARD, 44 AÑOS

"Necesitamos tiempo para jugar."

LUKE, 34 AÑOS

"Las mujeres no saben cómo nos vuelve locos que nos pregunten '¿En qué estás pensando?' En ocasiones no estamos pensando."

LEON, 39 AÑOS

"Él probablemente está haciendo su mejor esfuerzo. Démosle crédito."

SETH, 43 AÑOS

"La mayor parte del tiempo haremos cualquier cosa que podamos por ti."

GARY, 38 AÑOS.

"Si observas los programas y comerciales de la televisión, están colmados del mismo estereotipo del hombre tonto. Casi todos los programas cómicos tratan sobre un hombre tonto a quien su esposa e hijos le ven la cara. En consecuencia, a los hombres se les dice constantemente que no tienen que ser inteligentes o astutos; la mujer se encargará de ello. Las mujeres llegan a la relación sin expectativas de encontrar a un verdadero hombre."

CARTER, 45 AÑOS

"Los hombres siempre tenemos el temor secreto de que estamos haciendo algo mal."

NELSON, 44 AÑOS

"Hacemos cosas estúpidas para divertirnos."

LARRY, 28 AÑOS

"El hombre desea cuidar a su mujer lo mejor posible. Somos un tanto ásperos. Eso es lo que es un hombre: un proveedor, un protector, un padre."

EVAN, 31 AÑOS

"Nos rascamos porque tenemos comezón."

JON, 25 AÑOS

"El asunto del control remoto. No deseamos sentarnos allí y cambiar los canales del televisor. Es sólo que no tenemos otra opción. Hace miles de años nuestros ancestros eran cazadores y recolectores. Los hombres eran cazadores. ¿Cuál era su trabajo? Correr a través de los bosques persiguiendo un animal, que luego mataban para que su familia pudiera comer. En consecuencia, tenemos una predisposición genética para observar muchas cosas, de la misma forma que ocurre cuando corremos por el bosque. Las mujeres, por otra parte, eran recolectoras. ¿Cuál era su trabajo? Caminaban lentamente por el bosque, y sabían cuáles frutos estaban maduros y eran seguros al juzgar y comparar los colores, los tamaños y los olores. ¿Qué significa eso? A los hombres les gustan cosas similares a la caza, los deportes, cambiar los canales del televisor, los videojuegos, cualquier cosa que tenga mucha acción. Las mujeres, quienes tienen la predisposición genética para comparar colores, tamaños y formas, disfrutan... ir de compras."

HAL, 44 AÑOS

"No somos criaturas complicadas. Las tres cosas más importantes son la comida, el sexo y los deportes (no necesariamente en ese orden). Trata de no analizar demasiado todo lo que hacemos o decimos. Por lo general queremos decir lo que realmente decimos. El hecho de que miremos a otra mujer no significa que vayamos a acostarnos con ella. Vamos a echarlo todo a perder. Es difícil para nosotros decir 'Lo siento'. Danos un poco de tiempo y la oportunidad de decirlo a nuestra manera."

FRANK, 38 AÑOS

"Considero que las mujeres simplemente sienten el amor de una manera más florida y rosa. Una noche, mientras salíamos del cine, yo comencé a sentirme mal y mi prometida me echó los brazos al cuello y me preguntó: '¿Qué estás pensando?'. Yo le respondí: 'Ojalá no vuelva el estómago'. Ella dijo: 'Oh no, esa no es la respuesta que yo estaba buscando', a pesar de que sabía cómo me sentía. En nuestro camino de regreso al auto, ella estaba admirando la luna llena, y pensaba que yo también lo hacía, y estaba esperando que yo lo mencionara de una manera romántica, pero no, yo me sentía mal."

SAM, 37 AÑOS

"No nos importa si tus pantaletas combinan bien con tu corpiño."

BILL, 27 AÑOS

# CAPÍTULO 7

# ¿Cómo puedo lograr que se fije en mí?

Por qué los hombres son mucho más maleables de lo que piensas, y cómo trabajar nuestra arcilla para esculpir al héroe de tus sueños.

PREGUNTA: Muchachos, ¿cuáles son sus fantasías sexuales favoritas?
(Los participantes podían seleccionar más de una opción.)

Él es un paciente, ella es una enfermera ................... 68 por ciento

Él es un estudiante, ella es una profesora ................62 por ciento

Él es un profesor, ella es una estudiante .....…....…......55 por ciento

Él es un paciente, ella es una doctora ...................52 por ciento

No se conocen ...........................................50 por ciento

El es dueño de la casa, ella es una sirvienta ...…..........49 por ciento

De acuerdo: al principio de nuestras vidas sexuales somos criaturas muy egoístas. Quizá comenzamos en la preparatoria, cuando a la única mujer a la que teníamos que dar gusto era Barbi Benton, y ella no pedía mucho de nosotros; sin importar lo que hiciéramos, ella mantenía su sonrisa feliz en el póster que colgaba de la pared de nuestra habitación. Y quizá continuó siendo de esa manera en la universidad, cuando nuestro foco principal de atención era encontrar la manera de "anotar", y qué tan frecuente hacerlo. Sin embargo, ahora que somos más viejos, dirigimos nuestro egoísmo de otra manera: nuestras más grandes experiencias sexuales tienen menos que ver con la satisfacción de nuestros cuerpos que con la satisfacción del cuerpo de la mujer —y de nuestro ego.

De hecho, 49 por ciento de los hombres afirman que su mejor experiencia sexual fue cuando le dieron a una mujer placer físico más allá de sus sueños más aventurados. Aunque deseamos que tú seas agresiva, que seas creativa, y que nos asombres con tus dedos y labios, también basamos nuestra identidad sexual en el hecho (¿o esperanza?) de que podemos hacer lo mismo por ti.

Considera por ejemplo lo que estos hombres afirmaron:

- "El mejor sexo que he tenido fue con mi novia actual, y tuvo lugar la primera vez que hicimos el amor. No sabíamos qué esperar de esa experiencia, pero yo sabía exactamente lo que quería hacer con ella. A ella le fascinó el nivel de atención que le dediqué, y mi carencia de egoísmo", dice Brian, de 29 años.

- "El mejor sexo tuvo lugar cuando le hice tener siete orgasmos en 30 minutos", dice Evan, de 34 años.

- "Mi meta principal durante el sexo es ayudarte a tener un orgasmo maravilloso. Yo sé que voy a tener mi clímax, así que quiero asegurarme de que tú tengas el tuyo. De hecho, prefiero dar

---

**¡DI ESTO, NO AQUELLO!**

DI ESTO: *¡Pasemos un rato juntos!*

NO DIGAS: *Llámame si te dan ganas de hacer algo.*

PORQUE: *Si tú tienes interés, él también.*

...............................

DI ESTO: *¿A cuántas mujeres debo derrotar para que tú y yo seamos una pareja?*

NO DIGAS: *Quiero que salgas exclusivamente conmigo.*

PORQUE: *Las conversaciones serias no tienen que ser en serio.*

...............................

DI ESTO: *Vamos a bucear con mantarrayas gigantes en las Islas Maldivas el próximo otoño.*

NO DIGAS: *Vámonos de vacaciones juntos.*

PORQUE: *Él no sabe que tiene deseos de ir hasta que tú comiences a describir las vacaciones.*

sexo oral que recibirlo. Eso me excita más", afirma Jayson, de 30 años.

- "Era la segunda ocasión en que yo tenía relaciones sexuales con esta mujer. Ambos teníamos hijos de matrimonios previos, de manera que era difícil encontrarnos. Nos subimos a mi camioneta, fuimos a un lugar alejado y pasamos una noche maravillosa. Le hice tener cuatro orgasmos esa noche (el número más alto de orgasmos que ella había tenido, según me dijo). También quedó muy impresionada de la manera en que utilicé mi lengua y mis dedos. Debo admitir que yo también estaba impresionado. Todo esto ocurrió cuando teníamos 40 años. El sexo a los 40 es magnífico", dice Rick, de 42 años.

- "Me gusta darle a mi chica sexo oral. Me encanta la manera en que reacciona ante lo que le hago, y lo que hago por ella. Siempre he sentido que le estoy dando placer, lo que hace que yo disfrute del acto", afirma Brock, de 29 años.

- "Nos escapamos durante el fin de semana a un sitio con chimenea y jacuzzi, incluso antes de que desempacáramos yo la desvestí y la hice acostarse en el respaldo del sofá. Mientras escuchábamos el crepitar del fuego, la besé por toda la espalda, le hice dar la vuelta e hice lo mismo por el frente. Le di placer hasta que tuvo un orgasmo", relata Rudy, de 40 años.

---

### QUÉ SIGNIFICA CUANDO...

...Él se siente celoso cuando sales con tus amigas.

*Él no está preocupado por lo que tú harás. Le mata saber que otros tipos te estarán mirando, te hablarán, pagarán tu bebida y se preguntarán de qué color es el corpiño que utilizas.*

...Él no puede o no quiere bailar.

*Bailar es similar a hablar en público. Él aborrece la posibilidad de que se vea estúpido mientras lo hace; especialmente porque tú te ves muy bien haciéndolo.*

...Él olvida tu cumpleaños.

*Él sabe que se ha metido en aprietos, y que estará en esa situación durante mucho tiempo.*

- "Lo más bello que existe para un hombre es observar a la mujer que ama mientras tiene un orgasmo", dice Matthew, de 32 años.

- "Ella me hizo leer algunos pasajes de literatura erótica del siglo XIX mientras me daba sexo oral. Luego se montó en mí y yo continué leyendo hasta que no pude más", dice Cameron, de 29 años.

> **LA MUJER SE PREGUNTA:**
>
> ¿Por qué no me da sexo oral más frecuentemente?
>
> *Si te acuestas más callada que una biblioteca universitaria en viernes por la noche, él no sabrá qué piensas del sexo oral. Gime, grita: "¡Más!", y luego dile que te mueres porque repita lo que hizo. Una vez que tú hayas abierto la boca para decir lo que te gusta, él abrirá la suya.*

Lo más importante: tenemos placer cuando tú tienes placer.

Desde luego, nuestro lado aparentemente carente de egoísmo tiene una contraparte más egoísta, a la manera de Dr. Jekyll. Al darte placer, sentimos que consolidamos nuestra posición en tu lista de mejores experiencias sexuales de todos los tiempos. (Tú tienes una lista parecida, ¿no es así?) Y cuando te damos placer, estamos anticipando la recompensa más importante: la reciprocidad.

Sin embargo, hay una trampa. Nosotros sabemos que los cuerpos de las mujeres no son como los teclados. No podemos oprimir los mismos botones en el mismo orden y esperar el mismo tipo de resultados. Sabemos que todas ustedes reaccionan a los estímulos de maneras diferentes, y no siempre sabemos lo que quieres y lo que te gusta en lo que se refiere a la velocidad, presión, humedad, duración, y todas las demás variables que pueden hacerte sentir más feliz que Paris Hilton en una pasarela.

Por eso queremos que nos des una pista.

Terry, de 27 años, estuvo saliendo con una mujer por cerca de nueve meses. Al principio tuvieron un sexo magnífico, pero conforme la relación se desarrolló, él notó que su novia no estaba tan involucrada como antes. De manera que le preguntó si él estaba haciendo algo mal. "Ella me dijo que nada estaba mal, que yo estaba haciéndolo todo bien, pero que ella no estaba alcanzando los orgasmos de la manera en que lo hacía antes, o al menos en la forma en que yo pensé que lo hacía. Así que comencé a cuestionar si en realidad ella estuvo fingiendo al principio", afirma. "O yo no estaba haciendo algo bien al final de nuestra relación, o nunca hice lo correcto. De cualquier manera, me gustaría saberlo. Por favor, no finjas que tienes un orgasmo. Nosotros no podemos acertar si mientes acerca de lo que estamos haciendo mal."

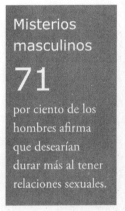

Misterios masculinos

**71**

por ciento de los hombres afirma que desearían durar más al tener relaciones sexuales.

La verdad es que somos buenos leyendo mapas. Podemos llegar a nuestro destino al observar las señales, al utilizar nuestro sentido general de ubicación, y como tú sabes, al pedir que nos ayudes. Sin embargo, sin importar cuánto hayamos explorado la topografía de tu cuerpo, también sabemos que el lugar y la manera en que deseas que te toquen varía de una noche a otra. Así que efectivamente, estamos pidiendo un poco de ayuda. No necesitas gritar, pero puedes señalar el lugar al que te gustaría que viajáramos.

## ¿Cómo puedo orientarlo para que sea mejor en la cama?

Mi novio hace el amor como si fuera un robot; es demasiado mecánico. Yo no quiero decirle esto porque sé que lo tomará como una gran crítica, y estoy segura que él pensará que soy una mujer experimentada que se ha acostado con muchos tipos si le digo exactamente la manera en que me gusta hacer el amor. ¿Cómo puedo hacer para que se mueva en la dirección correcta sin hacerle sentir inseguro acerca de sus habilidades, o de mi pasado?

Tienes tres opciones. La primera, tener una conversación incómoda. La segunda, continúa insatisfecha. Ambas opciones son tan atractivas como observar al grupo de Brady Bunch crecer hasta llegar a la edad adulta. Tú no quieres continuar sin disfrutar del sexo al máximo, y él no desea escuchar acerca del hecho de que tú sabes exactamente lo que te excita, y que no es él. Pero a pesar de que una lección sobre la manera de estimular tu cuerpo haría sentir a cualquier hombre incompetente y avergonzado, estamos abiertos a un propedéutico sobre tu cuerpo. Benjamín, de 25 años, gerente de una tienda de música, tuvo una novia con la que mantuvo una relación por dos años. Luego del rompimiento, comenzó a salir con alguien más, e hizo las cosas que siempre le habían funcionado en el pasado. "Después de la tercera vez que hicimos el amor, ella tomó mi mano, la movió hacia abajo cerca de una pulgada, y gimió", afirma. "Eso fue todo lo que yo necesité; tan sólo un poco de ayuda en la dirección correcta." Será mucho más sencillo para él seguir las direcciones si dejas que tus dedos hablen. O bien dale algunas pistas con tu respiración. "Si se siente bien, danos un 'ooooh' o un 'aaaaah'. Si no sabemos si lo que estamos haciendo está bien o mal, continuaremos haciendo lo mismo una y otra vez", dice Louis, de 28 años.

## ¿Qué pasa si yo no puedo tener un orgasmo? ¿Cómo acepto esa situación?

Simplemente no tengo orgasmos. Nunca los he tenido. Mi esposo piensa que eso es un reflejo directo de su habilidad como amante. Le he tratado de explicar que lo amo, que desearía tener un orgasmo, y que no se trata de él. Sin embargo, es como si él abordara el sexo como su misión; está decidido a reprimir su placer hasta que yo experimente el mío, lo cual probablemente empeora las cosas. ¿Cómo puedo lograr que se relaje, que se divierta y lo disfrute, y que deje de preocuparse acerca de mí?

Es difícil criticar a un hombre por el hecho de que desea complacerte, pero considero que debes decirle que mientras más se enfoque en tu orgasmo, más te presiona, y mientras más presión sientas, menos satisfacción tendrás. Él necesita relajarse. Esto te va a sonar como una forma desleal de ayudar a tu marido, pero he aquí una idea: La próxima vez que hagan el amor, prohíbele que tome la iniciativa. Trata su cuerpo como si fuera tu misión. Alócate. Sé la agresora. No se trata de que él merezca más atención que tú, o nada por el estilo. Lo importante es que estás tratando de hacer que se relaje, que deje de preocuparse por ti y comience a disfrutar del sexo, para que tú también puedas hacerlo.

## ¿Cómo puedo lograr que disminuya su velocidad, y que aumente la mía?

Mi novio es en ocasiones demasiado rápido, si tú entiendes lo que quiero decir. No "ultra-rápido", en el sentido de que sufra de una enfermedad clínica, pero rápido en el sentido de que me gustaría que la relación sexual durara un poco más, y necesito que sea de esa manera si quiero tener un orgasmo. Me siento halagada de que se excite tanto que no pueda contenerse, pero me gustaría que hiciera un intento. ¿Alguna sugerencia?

Sí: tengan sexo más frecuentemente. O bien, estimúlalo para que tome este asunto entre sus propias manos unas horas antes de que tengan relaciones sexuales. "Mi mejor sexo", afirma Pedro, de 34

**Misterios masculinos**

**56**

por ciento de los hombres afirma que harían cualquier cosa para complacer a su pareja.

años, "fue cuando lo hicimos dos veces en una hora, y en la segunda ocasión duré toda una vida". Sin embargo, recuerda también que los hombres carecen de control cuando se sienten ansiosos. Tu hombre puede durar más si ambos bajan el ritmo y dedican más tiempo a escoger la música, encender las velas y llevar a cabo sesiones largas y lentas de jugueteos previos.

## Masculinidad dominada

Lo que ya sabes acerca de los hombres

- En la cama, nuestra prioridad es hacer que te sientas bien. Uno de los efectos colaterales es que también nos hace sentir bien acerca de nosotros mismos.

- Dado que nuestros cuerpos no funcionan como el tuyo, necesitamos un manual de instrucciones suaves acerca de la manera en que te gustaría que encendiéramos los interruptores. Las acciones hablan más que las palabras.

- Mientras más relajado esté un hombre, mejor desempeño tendrá en la cama.

### DILE ESTA NOCHE

La cosa más sexy que una mujer le ha dicho a Barry, de 38 años:

**"Hagamos el amor rápidamente para que no te pierdas el segundo tiempo del partido."**

La cosa más sexy que Eva, de 31 años, le ha dicho a un hombre:

**"¡Guau! Hazlo otra vez."**

# Capítulo 8

# ¿Qué significa su silencio?

La razón por la cual el silencio de tu hombre dice más de lo que piensas, y cómo leer sus sentimientos sin importar su estado de ánimo.

Pregunta: Muchachos, ¿qué tan frecuentemente se queja su esposa o su novia de no escuchar? (Los entrevistados podían escoger más de una respuesta.)

Todos los días ............................................... 8 por ciento

Cada vez que peleamos ............................... 21 por ciento

Sólo cuando está enojada por otra cosa ............. 28 por ciento

Mientras cambio los canales del televisor .................23 por ciento

En otras ocasiones ...................................... 19 por ciento

Nunca ...................................................... 30 por ciento

Casi uno de cada tres hombres afirma que su pareja nunca los acusa de no escuchar cuando ella habla. Sin embargo, quizá ellos simplemente no estaban escuchando.

Es posible que conozcas a un puñado de hombres que son parlanchines. Hablan acerca de cualquier cosa sin hacer una pausa, para luego pasar al siguiente tema y seguir hablando, y en ocasiones formulan comentarios acerca del último episodio del programa de televisión *Lost* y por qué no eliminaron antes de la competencia del programa *Idol* a ese muchacho tonto; y luego comentan que al menos T.O. ya no juega con las Águilas, y siguen y siguen y siguen...

Sin embargo, la mayoría de nosotros no somos así. Muchos mantenemos los labios sellados y nuestras conversaciones son más breves que un santiamén. No se trata de que no escuchemos lo que tú dices, y no se debe a que estemos muy cansados, ni tampoco a que estemos demasiado ocupados revisando la programación de los canales de televisión para el otoño del año 2009.

Es porque *somos cuidadosos.*

Sabemos que las mujeres son más cuidadosas y atentas al escuchar que los hombres. Por esa razón estamos conscientes de que nuestras palabras tienen el poder de herirte, engañarte, frustrarte o hacerte enfadar, y queremos estar seguros de que aquello que vamos a decir es exactamente lo que queremos decir, y exactamente lo que tenemos en mente. En ocasiones esto significa ponderar cada palabra e implica que nos tardamos una eternidad para darte la respuesta correcta.

"Mi esposa, que trabaja medio tiempo y se dedica a educar a los hijos el resto del tiempo, me preguntó una vez qué pensaría yo si obtenía un trabajo de tiempo completo o si renunciaba a su empleo para dedicarse a cuidar a los hijos", dice Todd, de 43 años, ejecutivo de una editorial. "Y yo tenía que pensar la respuesta. El dinero no constituía un problema, pero yo quería averiguar primero qué deseaba ella. Si le decía que yo quería que se quedara en casa, sabía que ella pensaría que su carrera no tenía importancia. Terminé por decirle que ambas opciones me parecían bien, y que ella debía hacer lo que quisiera, y esa era la verdad, pero ella reviró al decir que esa no era una respuesta útil."

> **¡DI ESTO, NO AQUELLO!**
>
> DI ESTO: *¡Abracémonos!*
>
> NO DIGAS: *Hablemos.*
>
> PORQUE: *La mayoría de las veces funciona mejor.*
>
> ......................................
>
> DI ESTO: *Deberíamos esperar una hora para hablar sobre el tema.*
>
> NO DIGAS: *¡No me estás escuchando!*
>
> PORQUE: *Él no te escucha porque necesita tiempo para pensar.*

# ¿Por qué los hombres no dicen lo que realmente piensan?

Una noche me probé tres vestidos diferentes y le pregunté a mi novio cuál le gustaba más. Él dijo que le gustaban todos y que yo me veía perfecta en cualquiera de ellos. Esa respuesta es la más galante, pero no me ayuda a decidir. Si bien él es mi novio, también necesito que sea mi amigo. Quiero que sea honesto y que me dé una opinión sincera. ¿Por qué se muestra tan cauto?

Tú afirmas que deseas que él sea tu amigo, pero un hombre sólo puede desempeñar cierto número de papeles sin correr el riesgo de recibir "fuego amistoso". Simplemente existen algunas cosas sobre las que él no será sincero por protección. "Una vez le dije a mi novia que uno de sus pantalones no se le veía bien. Se lo dije de la mejor manera; le comenté que con el otro par de pantalones se veía mejor", afirma Devin, de 26 años. "Pero ella se enfadó conmigo, y me dijo que debería amarla sin importar cómo se veía o cómo se vistiera. Yo traté de explicarle que no me importaba, pero pensaba que ella quería que yo fuera honesto acerca de la manera en que se veía antes de salir. Oh, pero no. Claro que no". Por otra parte, los hom-

## Qué significa cuando...

...Él gruñe al hacer el amor.

*Cuando comienzas a escuchar sonidos que imitan a los animales de la selva, es una señal de que él ha superado una barrera emocional; ahora confía en tí lo suficiente como para que no le importe mantener sus ruidos sexuales a un volumen bajo.*

...Él gruñe durante el juego.

*Hay corredores en primera y tercera bases, con dos outs, en un juego de dos carreras. Por favor espera a que cambien al lanzador para hablar de los colores de la pintura.*

...Él responde "nada" cuando le preguntas qué está mal.

*Él tiene cuatro situaciones límites, su jefe es un imbécil, se siente mal porque ha subido cinco kilos de peso, y está espantado porque no puede entender la razón por la que la conexión inalámbrica de su computadora portátil no está funcionando. Sin embargo, él no quiere hablar de eso (o de ninguna otra cosa) hasta que haya superado primero las dos terceras partes de sus problemas.*

| LA MUJER SE PREGUNTA: |
| --- |

Cuando comenzamos a salir él se mostraba muy sociable, pero ahora sólo desea sentarse en el sofá cada noche. ¿Qué pasó?

*Cuando un automóvil llega a los 120 000 kilómetros, es probable que haya transitado por caminos difíciles. En ese momento necesita pasar algún tiempo en la cochera.*

bres se sienten más cómodos al dejar que su pareja tome las decisiones de poca importancia. En lo que se refiere a una cuestión trascendente, cuando él delega en ti todas las decisiones, es posible que sienta que su palabra no cuenta, o que si él no tiene una opinión formada acerca de algo, quizá prefiera que tú tomes las decisiones. "Bromeo acerca de esto todo el tiempo con mis amigos casados; cuando es necesario tomar una decisión que tiene relativamente poca importancia, nuestra opinión cuenta tanto como la del césped", dice Ray, de 35 años. Si tú deseas que se abra, debes darle la llave para que él pueda despojarse de sus esposas.

## ¿Por qué actúan los hombres como comadrejas cuando saben que están equivocados?

Hace algún tiempo, mi esposo y yo tuvimos una gran pelea acerca de con qué familia pasaríamos las vacaciones. Él terminó por decir que mi madre era una "perra obsesionada por controlarnos", y nos dejamos de hablar. Al día siguiente, en vez de disculparse, me escribió un correo electrónico para decirme que estaba apenado, para luego continuar explicando lo que él quiso decir en realidad. Fue agradable que se disculpara, pero es una cobardía que lo haya hecho por medio de un correo electrónico, ¿no crees? Creo que él debió tener el estómago —y algo más— para disculparse cara a cara.

Antes de enfocarnos en lo que tú consideras que él hizo mal, hablemos de las cosas buenas que ocurrieron. Por principio de cuentas, tu marido se disculpó y admitió que estaba equivocado. Más importante aún, dedicó tiempo para escribir acerca de la manera en que se sentía. Sí, él fue capaz de hablar de ello, pero tú estabas enfadada, quizá sintió que no podría decir lo que deseaba comunicarte sin el temor de que lo callarías. Y no demos por sentado que su correo electrónico fue solamente la manera de dirimir el conflicto y terminar la discusión. Quizá fue su manera de lograr que ambos se calmaran, con el fin de que tú pudieras reiniciarla.

## ¿Qué significa cuando él no me responde?

Una noche, volví a casa del trabajo y le dije a mi novio que corría el rumor de que mi compañía quizá despediría a una docena de personas. Y entonces le pregunté: "¿Crees que debo estar preocupada?" Y a continuación se produjo una larga pausa. Le dije: "¿Siquiera escuchaste lo que te dije?" Parece que esto ocurre frecuentemente; como si él realmente no me escuchara. En ocasiones lo nuestro ni siquiera se asemeja a una conversación. Yo hablo, luego espero, hablo, y luego espero. Por favor dime que él no es tan indiferente como parece.

Cuando tú le presentas un problema o una situación como esa, he aquí la manera en que funcionan sus neuronas: él pone en la balanza tres ideas que compiten entre sí: lo que él quiere decir, lo que tú deseas escuchar y lo que él piensa que tú quizá necesitas escuchar. En ocasiones son lo mismo, pero en ocasiones son muy diferentes. Por esa razón, si él hace una pausa que dura más que unos cuantos segundos, eso no significa que tenga un ojo en el programa de Stuart Scott y el

Misterios masculinos

# 88

por ciento de los hombres afirma que no tienen la más remota idea acerca de la manera en que las mujeres actúan o piensan.

otro en el reloj del horno de microondas. "En ocasiones no sé si se supone que debo decirle que no se preocupe acerca de los problemas, o si tengo que decirle la manera en que yo considero que debe manejar el problema", afirma Zachary, de 36 años. "Trato de darle apoyo y ayuda, pero no siempre son lo mismo." Nuestro instinto masculino nos empuja a tratar de resolver el problema, pero también sabemos por experiencia que tú prefieres que hablemos de las cosas en lugar de dictarte el plan de acción. De alguna manera estamos tratando de preparar la combinación correcta.

## Masculinidad dominada

### Lo que ya sabes acerca de los hombres

- El silencio no es lo mismo que la falta de sinceridad.

- Cuando respondemos a un tema, pregunta o crítica, diseñamos una respuesta que no te duela. O que no nos duela.

- No sueñes con un hombre que hable más que un bailarín de danzas hawaianas en Alaska. Es mejor que sueñes con un hombre que muestre que le importas por medio de sus acciones, no sus palabras.

---

### DILE ESTA NOCHE

La cosa más sexy que una mujer le ha dicho a Harris, de 40 años:

## "¡Miau!"

La cosa más sexy que Cindy, de 31 años, le ha dicho a un hombre:

## "Hay un cuarto oscuro a la vuelta de la esquina."

---

# CAPÍTULO 9

# ¿Cuál es la diferencia entre coquetear y engañar?

Es posible que tú seas la mujer de su vida, pero eso no significa que seas la única. En este capítulo los hombres confiesan sus sentimientos acerca de otras mujeres, y lo que ocurre cuando esos sentimientos salen de su control.

PREGUNTA: Muchachos, ¿cuál de las siguientes acciones puede clasificarse como engañar a una esposa o amante? (Los entrevistados podían seleccionar más de una respuesta.)

| | |
|---|---:|
| Sesión de faje y sexo oral | 92 por ciento |
| Encuentro anónimo | 89 por ciento |
| Cita con una amiga que conociste en un chat | 82 por ciento |
| Cena y bebidas con un antiguo amor | 59 por ciento |
| Coqueteo por teléfono celular | 56 por ciento |
| Salir después del trabajo con una compañera | 56 por ciento |
| Buscar a tu ex por medio de Google | 20 por ciento |

No, no nos fijamos en ella. ¿Te refieres a la chica con la camiseta verde ajustada, senos perfectos, pantalones de mezclilla recortados, cuya pantaleta de lencería fina podía verse por detrás, cuyo cabello acariciaba suavemente sus hombros, y cuyo abdomen era tan delgado que hacía que Jessica Simpson pareciera Homero Simpson? ¿Esa? No, no la vimos.

Aborrecemos admitirlo, pero tú seguramente lo sabes de cualquier manera. Sí, miramos a otras mujeres. Sí, nos gustan otras mujeres. Sí, algunas mujeres, en cuanto las vemos, quedan automáticamente archivadas en nuestro expediente de fantasías de todos los tiempos, que revisamos al cerrar los ojos. Casi cuatro de cada cinco hombres admiten tener fantasías con otras mujeres mientras mantienen una relación de pareja. ¿Quieres escuchar los detalles? Bien, el 18 por ciento de nosotros tiene fantasías sobre alguien famoso, 30 por ciento tiene fantasías sobre alguien de su entorno pero que en realidad no conoce, 28 por ciento tiene fantasías sobre una amiga o conocida, y 14 por ciento las tiene con una novia anterior.

Pero he aquí lo importante: Te amamos.

En tu mente puede parecer una tarea imposible entender cómo podemos separar nuestros ojos de nuestras acciones, o nuestras miradas de nuestros sentimientos. Es posible que pienses que cuando miramos a otras mujeres, pensamos en otras mujeres o hablamos con otras mujeres, eso debe constituir una especie de mensaje acerca de nuestra relación contigo. Si las miramos, entonces quizá no somos felices. Si nos

---

### ¡DI ESTO, NO AQUELLO!

DI ESTO: *Hay personas muy guapas en este lugar, ¿no es así?*

NO DIGAS: *¿Estabas mirando a esa chica?*

PORQUE: *Todos miran a las personas atractivas, y tú también lo haces.*

..................................

DI ESTO: *Parece que le gustas a aquella señorita. Creo que no puedo culparla. ¡Pero tú eres mío, todo mío!*

NO DIGAS: *Vi la manera en que ella te sonreía. ¿Qué está pasando?*

PORQUE: *Él se merece el beneficio de la duda. Y si tú actúas de manera competitiva y juguetona, eso es sexy. Si te muestras celosa y fuera de tus cabales, es una situación desagradable.*

..................................

DI ESTO: *Tu relación con ella me hace sentir incómoda.*

NO DIGAS: *¿Va a estar allí esa facilona?*

PORQUE: *Si explicas conductas específicas que te hacen sentir incómoda, él puede dejar de actuar de esa manera.*

preguntamos brevemente cómo se verían otras mujeres cuando están desnudas, entonces quizá no estamos satisfechos contigo. Si de alguna manera nos entendemos con la muchacha que atiende la barra del bar, entonces quizá nos encontremos a bordo del próximo tren con destino a Ciudad Compromiso. Sin embargo, para nosotros es muy sencillo hacer esa separación. La mayoría de las veces una cosa tiene muy poco que ver con la otra. Te separamos de las otras mujeres de nuestras vidas de la misma forma que podemos separar al periodista de televisión Anderson Cooper y al comentarista cómico Jon Stewart. Sólo a uno de ellos tomamos en serio. El otro está en CNN. Considera lo que afirmaron los hombres de nuestra encuesta:

> ### Qué significa cuando
>
> ...Él coquetea con otra mujer frente a ti.
>
> *Al creer que tú lo consideras seguro, está tratando de insinuarte que él tendría otras opciones si lo deseara. No las desea, pero quiere que tú sepas que las tiene de cualquier manera.*
>
> ...Él mira a otras mujeres.
>
> *Él tiene un pulso bueno y fuerte.*
>
> ...Deja una propina de 25 por ciento a una mesera guapa.
>
> *El buen servicio vale 20 por ciento. La apreciación del arte vale un poco más.*

- "Pensamos en hacer el amor con tu hermana, prima, tía, la mesera de la cafetería, esa mujer gordita que está junto a ti en la caminadora eléctrica, pero no hacemos nada al respecto. Simplemente pensamos en ello", dice Rodger, de 39 años.

- "Tenemos dos facetas: la del esposo o novio comprometido, y la del observador que piensa 'mira nada más qué guapa es'. En los hombres, el comprometido gana, pero el observador siempre existe", dice Richard, de 28 años.

- "Pensar acerca del sexo y mirar a las mujeres son cosas que no siempre podemos controlar. Proviene de la parte reptileana del cerebro; es un impulso básico y poderoso. Existen ocasiones en que nos gustaría poder evitarlo; haría que nuestras vidas fueran mucho más sencillas", dice Darin, de 30 años.

- "Es parte de la naturaleza de los hombres mirar a otras mujeres, incluso cuando somos tan fieles como un perro", afirma Mike, de 33 años.

A lo largo de nuestro día es posible que tengamos interacción con una docena de mujeres diferentes, y todas ellas nos proporcionan algo distinto. Una colaboradora puede colmar la necesidad que tenemos de que alguien comprenda lo que nos molesta en el trabajo. Una subalterna puede darnos la satisfacción de hacernos sentir que nos necesitan (al darnos la oportunidad de transmitir lo que sabemos, eso es todo). Una mesera coqueta puede darnos una dosis generosa de atención no solicitada que no hemos tenido durante algún tiempo. Nuestra peluquera puede darnos un momento (incluso si es a cambio de dinero) en que nos sentimos consentidos. ¿Significa eso que estemos a dos minutos de querer llevarlas a un hotel de paso? Difícilmente.

Keith, de 39 años, consultor de administración en Oregon, ha estado casado durante siete años, y admite que mira a otras mujeres, incluso coquetea con ellas si tiene oportunidad. Sin embargo, nunca ha engañado a su esposa; y afirma que nunca ha considerado siquiera esa posibilidad. "Mis amigos siempre se preguntan cómo es posible que yo sea tan amistoso y coqueto con otras mujeres, pero en mi mente ni siquiera me pregunte si estoy engañando a mi esposa", comenta. "Es posible que yo piense cómo sería estar con otra mujer, pero no dedico mucho tiempo a esas ideas, y si se presentara la oportunidad, yo no tengo deseos de arruinar mi matrimonio y mi familia por eso."

> Misterios masculinos
>
> **47**
>
> por ciento de los hombres piensa que el sexo ocasional de una noche es degradante.

Desde luego, algunos hombres van a ser infieles, de la misma forma que algunas mujeres lo son. Y el peligro realmente reside en esos momentos en que interacciones inocentes pueden convertirse en acciones culpables. Lo que quiero decir no es que los hombres no engañarían a sus mujeres, sino que muchos hombres sienten que se encuentran desconectados de otras mujeres en sus vidas porque son vistas como amenazas potenciales, amantes potenciales y personas que potencialmente pueden destrozar el hogar. La verdad es que eso que ellas nos dan —ya sea unos minutos de atención en el trabajo o unos cuantos segundos cuando cruzan la calle en frente de nuestro auto— no es nada comparado con lo que esperamos obtener de nuestra relación contigo.

## ¿Cuándo debo estar celosa de sus "amigas" del trabajo?

Mi novio trabaja en una oficina en la que 75 por ciento del personal es femenino. Yo sé que él tiene algunos amigos varones en el trabajo, pero cuando le pregunto con quién fue a almorzar, parece que siempre menciona a las mismas tres o cuatro chicas. Yo trato de no ser celosa, pero tengo que admitir que no me encanta el hecho de que pase el tiempo de su trabajo —y no sólo de su trabajo, si consideras los almuerzos, las horas felices y las fiestas de la oficina— con tantas mujeres. Él dice que son solamente sus amigas y que no tiene interés en nadie más. ¿Cómo puedo saber si eso es verdad?

Es posible que tus celos tengan fundamento, así que no voy a decirte que no tienes nada de qué preocuparte. ¡Diablos! Yo estaría celoso si mi novia trabajara en una ofici-

> Misterios masculinos
>
> **21**
>
> por ciento de los hombres afirma que aman en secreto a su amor platónico.

na repleta de tiburones babeantes, y digámoslo claro, el trabajo es el lugar en que muchos hombres y mujeres establecen una relación con base en los malos jefes, café insípido y buen chisme. Eso no significa que él quiera mostrarle el clóset de la papelería a cada mujer con la que trabaja. Trent, de 31 años, ejecutivo de publicidad, trabaja en una oficina con muchas mujeres hermosas, y colabora de cerca con una de ellas. "Después de que las conoció a todas en un evento del trabajo, mi esposa realmente se volvió celosa", afirma. "Me preguntó por qué nunca le hablé acerca de esas mujeres, especialmente de la chica con quien colaboro en los proyectos. Yo nunca lo hice porque consideré que hablar de ellas le haría sentir celos; pero en realidad la hizo sospechar. Ahora hablo acerca de ellas de la misma forma en que lo haría respecto de los hombres con quienes trabajo." Esa es en realidad una de las maneras de juzgar si él se queda algo guardado. Independientemente de que pueda mostrarse reticente a hablar de otras mujeres, la verdad sale a flote al ver cómo reacciona cuando te reúnes con ellas. ¿Te presenta? ¿Todas ellas hablan contigo, o hay alguna que guarda su distancia cuando estás cerca? Si él parece estar dispuesto a que las conozcas mejor, es posible que él no esté tratando de conocerlas mejor.

## ¿Cuándo debo estar celosa acerca de su ex?

Vivo con mi novio, por lo que utilizamos la misma computadora. En una ocasión, al usarla después de él, me di cuenta de que había dejado abierto su correo electrónico. No leí sus mensajes, pero vi los nombres de una o dos mujeres que yo sabía que fueron sus compañeras en la universidad. Realmente deseo respetar su privacidad, pero él nunca mencionó que había mantenido contacto con esas chicas. No quiero ser paranoica, pero tampoco quiero que me consideren tonta. Si me enfrento a él respecto de este tema, estoy segura que me dirá las cosas típicas: que no se trata de algo importante, que ellas lo contactaron, que me ama, bla, bla, bla. ¿Cuál es la verdadera historia?

¿Alguna vez has visto a un hombre a la orilla del mar? Algunos de ellos corren hacia él: saltan sobre las olas y se sumergen de cabeza. Otros caminan lentamente, revisan la temperatura, y se meten al agua poco a poco. En ocasiones se meten hasta el fondo, en ocasiones no. En lo que se refiere a otras mujeres, algunos hombres sólo desean sumergir los pies —nada más— sin intención de involucrarse. "En una ocasión traté de encontrar el correo electrónico de la chica de quien estuve enamorado en la preparatoria. Lo encontré y le mandé un mensaje que decía 'Hola, ¿Cómo estás?'", relata Christopher, de 34 años, un gerente de hotel casado en Arizona. "Me respondió e intercambiamos algunos correos, pero eso fue todo. No era como si yo tratara de llegar a alguna parte. Sólo tenía necesidad de ver si podía encontrarla y ponerme en contacto con ella." Christopher dice que nunca se lo dijo a su esposa, y explica que él no sintió que la estuviera engañando, pero también consideró que ella no comprendería lo que él estaba haciendo, y que ella se sentiría realmente ofendida. No puedo decirte si lo que tu novio está haciendo es sumergir los pies en el mar o zambullirse de cabeza en las olas de la infidelidad, pero tú hiciste lo correcto: respetar su privacidad. Dado que no abriste

## ÉL DIJO...

¿Qué tan frecuentemente miran los hombres a otras mujeres cuando están con sus esposas o novias?

Si hay una oportunidad, la tomaría ................................... 53 por ciento

Sólo en casos extremos, o cuando uso lentes oscuros ......... 28 por ciento

Nunca, me gusta conservar mis partes nobles en su sitio ... 19 por ciento

LA MUJER SE PREGUNTA:

Sé que Charlize Theron es sexy. Él también lo sabe. Entonces, ¿por qué tiene que hacer todo un escándalo cuando ella aparece en televisión?

*Para él no hay mucha diferencia cuando tú haces lo mismo al ver a George Clooney. Sin embargo, sus inofensivos halagos a Charlize (a Scarlett, Heidi, Halle, Angelina o Eva) son involuntarios y mecánicos. Puede dejar de hacerlo si es necesario, pero son reacciones espontáneas difíciles de controlar.*

ninguno de los mensajes electrónicos, creo que tienes todo el derecho del mundo de decir lo que viste. Si él no está haciendo algo malo, entonces no habrá problema. Pero si lo está haciendo, también se dará cuenta de que tú lo estás vigilando, y que necesitará más ayuda que la que podría darle David Hasselhoff para salvarse.

## ¿Cuándo debo sentirme celosa de sus revistas porno?

Encontré las revistas porno de mi novio. Nada demasiado fuerte, pero de cualquier manera me molestaron. Tenemos una buena vida sexual, y no soy tan ingenua como para pensar que no se masturba de vez en cuando. ¿Qué dice la colección de revistas porno de un hombre acerca de él mismo, o lo que es más importante, de mí?

Lo único que dice acerca de él es que es como cualquier otro tipo. A él le gustan —toma asiento para leer esta verdad— los senos de las mujeres. "Yo conservo una pequeña colección de revistas porno y DVDs", dice Dean, de 37 años. "Mi esposa sale de viaje de negocios y yo las miro cuando ella está de viaje. Ella no lo sabe porque estoy seguro de que pensará que no me siento atraído por ella, lo cual no es verdad. Sólo que, para decirlo abiertamente, necesitas ver otras mujeres desnudas." El porno no dice nada acerca de ti. No se trata de una bofetada en tu rostro. No es un mensaje que quiere decir "me gustaría que tú hicieras esto". Tampoco se trata de una forma de pedirte que infles tus senos hasta que parezcan globos en el desfile del Día de Acción de Gracias de la tienda departamental Macy's. En las ocasiones en que no te encuentras cerca, o no estás de humor, o te fuiste de compras, el porno es simplemente como cafeína sexual; una forma de comenzar a obtener satisfacción.

## Masculinidad dominada

### Lo que ya sabes acerca de los hombres

- No todas las mujeres son una amenaza para tu relación. Podemos tener amistad con otras mujeres, incluso si las hemos imaginado desnudas. Podemos hablar con ellas sin desear que sus labios estuvieran haciendo otra cosa.

- Cuando vemos a una mujer hermosa, no podemos o no queremos (tú puedes escoger) apartar la mirada.

- Apreciar la belleza de otras mujeres no refleja o disminuye los sentimientos que tenemos por ti. Hay suficiente baba para todo.

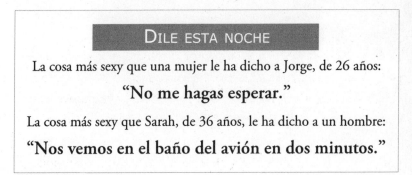

**Dile esta noche**

La cosa más sexy que una mujer le ha dicho a Jorge, de 26 años:

## "No me hagas esperar."

La cosa más sexy que Sarah, de 36 años, le ha dicho a un hombre:

## "Nos vemos en el baño del avión en dos minutos."

# Capítulo 10

# ¿Por qué son infieles los hombres?

## Cómo puedes evitar que te engañe.

PREGUNTA: Muchachos, si su pareja les diera permiso para tener relaciones sexuales con otra mujer, ¿lo harían?

Definitivamente sí ………................….....………...….. 20 por ciento

Probablemente sí ………................…………….….... 10 por ciento

Probablemente no …..............….…….....………... 33 por ciento

Definitivamente no …….………...........…..……... 37 por ciento

Sin importar en qué caja del supermercado te encuentres, no puedes escaparte de los escándalos acerca de hombres casados que tienen una amante. Puedes ver a Jude Law, fijando su bandera y reclamando a su niñera en nombre de Inglaterra. Puedes ver a Brad Pitt, deshaciéndose de la chica con quien todos sueñan para andar con una mujer con labios tan grandes como almohadas. A donde quiera que mires, un hombre ha sido sorprendido con las manos en la masa.

Todas estas actividades "extracurriculares" no tienen sentido cuando observas las respuestas que los hombres nos proporcionaron en nuestra encuesta. Si los hombres estuvieran tan desesperados por la siguiente rubia famosa, ¿por qué siete de cada diez afirman que probablemente o definitivamente rechazarían la oportunidad de acostarse con otra mujer, incluso si su esposa o novia lo aprobaran? ¿Cómo explica eso la teoría generalmente aceptada de que 50 por ciento de los hombres engañan a sus esposas, que uno de cada seis hombres está engañando a su novia hoy mismo, y que 13 por ciento de los hombres ha tenido relaciones sexuales con una amiga de su pareja?

Buena pregunta.

Algunos hombres lo explican al decir que no es que ellos quieran engañar a su pareja, sino que son esclavos de su propia biología. "Esa es la manera en que funciona la genética. Históricamente, se supone que los hombres diseminan su semilla con tantas mujeres como les sea posible para asegurar que la especie sobreviva", dice Richard de 42 años. "Eso no significa que no podamos controlar nuestras acciones, pero creo que existe un choque tremendo entre nuestra moral y nuestra biología."

Pero si eliminas el argumento antropológico (lo cual, estoy seguro, ya has hecho), pienso que descubrirás que los hombres engañan a su pareja por la misma razón por la que lo hacen las mujeres: buscan en alguien más lo que no tienen —o que ya no consiguen— en el hogar.

Recuerda que desde el punto de vista estadístico, son más los hombres que admiten engañar a su pareja que los que admiten desear tener relaciones sexuales con otra mujer. La conclusión lógica, por lo tanto, es que para los hombres el engaño no se refiere tanto al sexo como a lo que lo acompaña.

> **¡DI ESTO, NO AQUELLO!**
>
> DI ESTO: *¡Te acabo de enviar un correo electrónico travieso!*
>
> NO DIGAS: *¿A quién le enviaste un correo electrónico a las once de la noche?*
>
> PORQUE: *Los hombres envían mensajes electrónicos porque es divertido. Así que diviértete tú también.*
>
> ..............................
>
> DI ESTO: *Yo sé que tú nunca me engañarías.*
>
> NO DIGAS: *¿Me prometes que nunca me engañarás?*
>
> PORQUE: *Tu confianza ayuda a fortalecer su fidelidad.*
>
> ..............................
>
> DI ESTO: *Hablemos acerca de la sociología de los* table dance.
>
> NO DIGAS: *¡Eres un cerdo por ir al* table dance!
>
> PORQUE: *Todos se ponen a la defensiva cuando son atacados.*

"Yo llevaba cuatro años de casado cuando engañé a mi esposa. Fue con alguien del trabajo", señala Douglas, de 37 años, quien ahora está divorciado. "Yo no tenía la intención de engañarla, y no fue porque ella tuviera un cuerpo de modelo, o nada por el estilo. La mujer era simplemente muy coqueta. Ella me prestaba mucha atención, me dijo cuánto me quería, y realmente me hizo sentir como un dios. Es difícil resistir cuando regresas a casa y de lo único que hablas con tu esposa es de las cuentas que hay que pagar y cuándo voy a cortar el césped".

Como pudiste apreciar en la pregunta de nuestra encuesta, los hombres no desean acostarse con otras mujeres. No tenemos la intención de herir a las mujeres con quienes vivimos. Sabemos, lógicamente, que el resultado no vale la pena. Y no defendemos ese hecho (al menos no lo hacemos la mayoría de nosotros; tan sólo 14 por ciento de los hombres, quienes aparentemente todavía viven en la era en que era necesario reproducirse a gran velocidad, y ellos afirman que está bien que un hombre casado engañe a su esposa). Por lo que yo he visto, considero que cada vez más hombres se encuentran en esta categoría:

"Desde luego que he pensado en otras mujeres desnudas y siempre he imaginado cómo sería tener relaciones sexuales con ellas; chicas que conozco, que veo en la calle, no importa. Sin em-

---

### QUÉ SIGNIFICA CUANDO...

...Él acude a un table dance.

*Las mujeres desnudas son mujeres desnudas. A él le gustan las mujeres desnudas. A él le gusta mirar muchas mujeres desnudas, sin importar cuán artificial, absurdo y en última instancia carente de significado resulte.*

...Él dice "nada" cuando le preguntas qué ocurrió en la despedida de soltero.

*Él pagó cuatro rutinas de table dance para el novio, y una o dos para sí mismo, muy probablemente con mujeres de raza, constitución, forma y color de cabello completamente distintos a los tuyos, tan sólo como una fantasía inofensiva, no como una acusación ni como un reflejo de lo que piensa de ti.*

...Él compra ropa interior nueva.

*Ese no es el símbolo universal de la infidelidad. El hombre necesita ropa interior nueva.*

bargo, nunca lo he hecho, y nunca lo haré. Y no puedo imaginarme haciéndolo", afirma Brandon, de 39 años, quien lleva ocho años de casado. "He visto a muchos hombres cuyos matrimonios han quedado arruinados porque han cometido un error estúpido. Y me digo a mi mismo: ¿Por qué? ¿Por qué arruinarlo?"

Y sin embargo, frecuentemente lo arruinamos. De manera que yo considero que la verdadera pregunta es: "¿Qué puede impedir que un hombre engañe a su pareja, además de su propio sentimiento de culpa, el control de sí mismo y la lealtad?"

Bien, permíteme que formule otra pregunta: ¿Qué hace que una mujer engañe a su esposo? ¿Se debe a que ella se siente menospreciada en el hogar? ¿Es debido a que su vida —sexual o regular— se ha vuelto rutinaria? ¿Se debe a que ella desea la emoción, la aventura, incluso el peligro? ¿O quizá es porque ella desea alimentar su ego, algo que le diga que no está vieja, que es menos atractiva, menos vibrante de lo que era el día de su boda?

Exactamente. Y en lo que se refiere a la infidelidad, los hombres y las mujeres son más parecidos de lo que crees.

De manera que la mejor forma de asegurar que un hombre no te engañe no consiste en monitorear su cuenta de correo electrónico ni en pedir al restaurante *Hooters* que solicite una orden judicial en su contra, ni en ponerle una correa al cuello. La mejor manera consiste en tratarlo de la misma forma en que te gustaría —mejor dicho, en que necesitarías— que te trataran si tuvieras la tentación de engañarle. La manera de desviar la proa de un amante en ruta de colisión con un témpano de hielo consiste en darle más atenciones: más abrazos, más besos, más halagos, más romance. Los hombres deseamos la persecución, lo impredecible, lo emocionante, la atención, y queremos que acaricien nuestro ego tanto como cualquier otra parte de nuestro cuerpo. *Todas las cosas que obteníamos al principio de la relación.* Como afirma Mike, de 43 años; nosotros sabemos que ese es nuestro trabajo, tanto como lo es tuyo. "Yo siempre he creído que si dos personas se encuentran totalmente comprometidas entre sí, entonces la intimidad sexual es el vínculo que impide que ambos se pierdan o que dejen de amarse", afirma.

En última instancia lo importante es esto: nosotros sabemos por qué Amazon, Netflix y la entrega a domicilio de las pizzas han funcionado tan bien. En igualdad de condiciones, es mucho mejor conseguir algo grandioso si no tienes que salir de casa para obtenerlo.

## ¿Valió la pena el sexo, como para arruinar todo lo que teníamos?

Mi esposo, con quien llevo cinco años de casada, admitió recientemente que tuvo una relación extramarital. Me dijo que se acostó con una mujer que conoció por medio de un amigo mutuo del trabajo. Me dijo que sólo se acostó con ella en tres ocasiones, y que luego rompió la relación. Sí, "solamente" tres veces, como si yo debiera estar agradecida de eso. A decir verdad, no sé lo que voy a hacer, si voy a permanecer a su lado o no. Sin embargo, lo que me pregunto constantemente es si el sexo que tuvo con ella fue mucho mejor, al punto de que valiera el divorcio, dividir el patrimonio, involucrar a los abogados, arruinar la vida de nuestros hijos, y todo lo demás.

Aunque el sexo puede no ser el elemento que inicialmente produce la infidelidad, es cierto que puede acelerar el proceso. "Las mujeres subestiman el poder de un orgasmo masculino. Nosotros nunca estamos pensando en el último orgasmo que tuvimos. Siempre estamos pensando en el siguiente", dice Ed, de 30 años. Si un hombre necesita más sexo del que está obteniendo, su reacción natural consiste en encontrar la manera de "llenar el tanque". Primero trata de hacerlo con la mujer que está a su lado y más tarde, probablemente, trate de llenarlo por sí mismo en la regadera. Pero si no obtiene satisfacción mediante estas dos acciones (físicamente, en el primer caso, o emocionalmente, en el segundo), entonces quizá enciende el radar en busca de otras oportunidades. "Cuando engañé a mi chica, yo sabía que estaba mal, y que la iba a herir. El sexo fue maravilloso, pero no fue mucho mejor que el sexo que tenía con mi novia", afirma Jacob, de 26 años. Así que los hombres saben que el sexo no vale la pena en comparación con el problema. Sin embargo, para algunos hombres la emoción, el sudor, la urgencia y la atención sí valen la pena.

## ¿Dónde se encuentra la frontera?

Tengo una amiga que rompió con su novio porque lo sorprendió besando a una chica en un bar cuando ambos estaban borrachos. Este episodio desató el debate entre mi novio y yo acerca de qué constituye engañar a la pareja. Él afirmó que podía ver que un beso de borrachos era solamente un error y no una infidelidad, pero yo no estuve de acuerdo. ¿En dónde ven los hombres la frontera entre la fidelidad y la infidelidad?

Como leíste en el capítulo anterior, esta área es más gris que los cielos de Seattle. Afortunadamente hay algunas verdades evidentes. Casi todos los hombres consideran que tener relaciones sexuales, recibir sexo oral y "fajar" con otra mujer, constituye engañar a su pareja. Sin embargo, las cosas son menos claras una vez que mencionamos las partes del cuerpo. La mitad de los hombres considera que visitar un *table dance* constituye engañar a la pareja, y el 20 por ciento piensa que buscar a una ex novia por medio del Google es ser infiel. Una cosa es cuando existe una relación extra-marital clara, y otra muy distinta cuando hombre y mujer no pueden ponerse de acuerdo en quién cruzó esa línea. "Una noche, después de una fiesta, yo era el único que quedaba allí con una chica que era amiga mía. En esa época yo estaba saliendo con alguien más. Habíamos bebido, pero no estábamos totalmente borrachos. Ella se ofreció a darme un masaje en la espalda, por debajo de mi camisa, y cuando movió sus manos sobre mi pecho dijo 'Tú puedes hacerme esto'", afirma Jay, de 29 años. "¡Dios mío! Eso era muy tentador, pero yo no lo hice y me marché. Yo sé que hice lo correcto, pero mi mente todavía alberga la duda de si mi novia pensaría que yo hice algo mal porque permití que esa chica me tocara y me puse en una mala posición. Así que nunca se lo dije, detuve las cosas antes de que ocurriera algo, y no creo que eso sea un engaño." El lugar en que se encuentra la frontera varía mucho entre los hombres, razón por la cual es conveniente discutir las expectativas en una etapa temprana de la relación, y definir exactamente lo que la palabra "exclusiva" realmente significa. Sin embargo, considero que la mayoría de los hombres consideran que la frontera puede definirse de la siguiente forma: están engañando a su pareja si hacen algo físico que se relaciona con sus bocas o genitales con otra mujer. Por lo tanto, coquetear o bailar con otras mujeres, mirar revistas pornográficas, acudir a *tables dances*, enviar correos electrónicos cuestionables, no equivale a ser infiel en la mente de la mayoría de los hombres. Y esa es la razón por la que, si tú piensas de manera diferente, necesitas decírselo en una etapa temprana, con el fin de que él se manifieste de acuerdo, discuta o incluso abandone la relación. Es mejor que ustedes estén en desacuerdo *antes* de que algo ocurra, a que lo estén *después*.

> **Misterios masculinos**
>
> **40**
>
> por ciento de los hombres considera que está justificado tener una relación extramarital si la mujer tiene primero una relación de este tipo. (Revista *Men's Health*).

## ¿Por qué está buscando romance en internet?

**LA MUJER SE PREGUNTA:**

¿Por qué le excita tanto ver algo que no se supone que daba ver, como los pezones de una mujer a través de su blusa, o un atisbo a las pantaletas de una mujer que sube las escaleras?

*Sin importar cuántas veces los haya visto, él siempre tendrá un punto débil (y duro) que se relaciona con los tesoros prohibidos que desea en secreto, como un adolescente enervado por sus hormonas.*

Descubrí que mi marido tiene un perfil romántico en la red. Él mintió acerca de su edad, su estado civil, incluso escribió qué cosa está buscando. Cuando le pregunté acerca de este tema, me dijo que simplemente estaba jugando; que nunca tuvo la intención de hacer nada. Sin embargo, incluso si le creo eso (y no es así), no comprendo cómo pudo pensar que no lo sorprendería. ¿Son los hombres simplemente estúpidos en lo que se refiere a estas cuestiones cibernéticas? Hay una parte de mí que incluso comprende que un hombre pueda enamorarse de una colaboradora, o algo por el estilo, pero en este caso es como si los hombres estuvieran buscando activamente oportunidades para ser infieles. ¿Por qué?

Porque muchos hombres se sienten tan seguros de sí mismos como un paquete de pastelillos en medio de un gimnasio. Los hombres pueden fingir seguridad en sí mismos, pero cuando llega la hora de la verdad no están tan seguros de sus cuerpos, de sus carreras, o de lo demás. ¿Qué hacemos entonces? Acudimos a un ambiente controlado (la computadora), en vez de un ambiente vulnerable e impredecible (un bar). "Elaboré mi perfil en la red para averiguar la manera en que respondía la gente, incluso a pesar de que sabía que estaba mal porque estaba casado", relata Lawrence, de 39 años. "Sin embargo, de alguna manera eso se convirtió den algo adictivo, y me preguntaba cuántas mujeres más podía contactar, y qué tan atractivas podían ser. Yo sé que eso está mal, así que dejé de hacerlo, pero creo que la idea de conseguir una cita en la red es como ir a un buffet; hay tantas posibilidades que nunca se te acaban las opciones y siempre te sientes impulsado a averiguar cuántas más puedes obtener." Algunas estadísticas señalan que el 20 por ciento de los hombres casados acuden a internet y afirman que están disponibles. No se trata de que piensen que sus parejas nunca los sorprenderán. Lo que ocurre es que piensan que nunca se enredarán con alguien; que pueden zurcar esas aguas sin realmente dejar caer el anzuelo. La mala noticia es que probablemente están equivocados.

## Masculinidad dominada

### Lo que ya sabes acerca de los hombres

- Para los hombres, la infidelidad no siempre se relaciona con el sexo. Se trata de la emoción, el romance, el peligro y la intriga que la rodean.

- Los hombres no desean engañar a sus esposas. Ellos desean ser fieles. Desean ser leales. Quieren que los consideren como hombres buenos. Ellos preferirían que fueras tú, y no otra mujer, quienes los hicieran sentir de esa manera.

- La tentación puede ser tan apremiante y efectiva como cualquier droga. La desintoxicación no es la respuesta. Que quede satisfecho en casa, que sea allí donde satisfaga la tentación.

---

## DILE ESTA NOCHE

La cosa más sexy que una mujer le ha dicho a Randy, de 29 años:

### "Voy a hacer que te olvides de cualquier otra mujer con quien hayas estado".

La cosa más sexy que Lindsey, de 26 años, le ha dicho a un hombre:

### "Cierra los ojos. Y trata de no hacer ruido."

---

# Capítulo 11

# ¿Los hombres son tan vanidosos como las mujeres?

## Por qué a los hombres les aterran los espejos, y la manera en que puedes utilizar esos miedos para fortalecerlo o para destruirlo.

Pregunta: Muchachos, ¿qué cosa les gustaría cambiar de su aspecto físico?

| | |
|---|---|
| La panza | 42 por ciento |
| El cabello | 8 por ciento |
| El pecho | 6 por ciento |
| El pene | 8 por ciento |
| El rostro | 7 por ciento |
| Otro | 18 por ciento |
| Nada | 11 por ciento |

Sin importar qué tan frecuentemente nos encuentres parados en la puerta, tamborileando con nuestros pies y mirando impacientes nuestro reloj, es un hecho que apreciamos todas las cosas que haces para verte bien: el maquillaje, el cabello, la cera, las uñas, las cremas. Y es cierto que no ayuda el hecho de que las Nicole Richies del mundo parezcan decirte que la belleza consiste en ser tan delgada como para ocultarte debajo de una alfombra.

De manera que estoy seguro de que nos miras con un resentimiento enorme y piensas que las cosas resultan fáciles para nosotros. Si no queremos rasurarnos por tres días, decimos que se trata de nuestro aspecto al estilo Montana. Si decidimos no bañarnos el sábado por la mañana, simplemente podemos cubrir nuestro cabello con una gorra de beisbol. Y cuando llega el verano, pues bien, no se trata de que nuestros trajes de baño sean del tamaño de tres fichas de póker.

Pero he aquí nuestro secretito: a los hombres les disgusta tanto parecer que cuidan de su aspecto físico como parecer que les interesa algo del canal de televisión *Home & Garden TV*, pero la verdad es que tenemos muchos problemas con la imagen de nuestro cuerpo. (Nosotros no venderíamos 24 millones de ejemplares de la revista *Men's Health* cada año si a los hombres no les importara la manera en que se ven). Es sólo que en las profundidades del Código Masculino Secreto, justo entre: "Tose cuando bebas refresco de dieta" y: "No te pongas nada morado a menos de que tenga el logotipo de los Vikingos de Minesota", existe una regla muy importante: "Nunca admitas que te preocupa tu físico." Así que no vas a oír que preguntemos si estos pantalones de mezclilla hacen que nuestro trasero se vea muy grande, o si nuestro cabello está demasiado largo, o si debemos preocuparnos de las "llantitas" que cuelgan sobre nuestro cinturón. Tenemos el temor de que nos etiquetes

| ¡Di esto, no aquello! |
| --- |
| **Di esto:** *Te ves fantástico.* <br> **No digas:** *Es bueno verte.* <br> **Porque:** *Él necesita escucharlo.* |
| **Di esto:** *Deberíamos ir al gimnasio.* <br> **No digas:** *Deberías ir al gimnasio.* <br> **Porque:** *Su ego es tan sensible como la grasa de su abdomen.* |
| **Di esto:** *Oye, voy a ponerme cera en las piernas esta noche, ¿quieres que te ponga cera en los hombros al mismo tiempo?* <br> **No digas:** *El pelo en tus hombros es horrible.* <br> **Porque:** *Si haces que no parezca un asunto importante, él aprovechará la oportunidad.* |

como demasiado vanidosos, demasiado débiles, demasiado urbanos, demasiado femeninos, o carentes de la confianza que tu deseas y esperas que tenga un hombre.

Sin embargo, el hecho es que aunque no queramos hablar de nuestros cuerpos, no nos molestaría que tú lo hicieras.

Tan sólo un poco.

Patrick, de 38 años, analista financiero de Nueva York, subió constantemente de peso hasta ganar 10 kilos durante los primeros cinco años de su matrimonio. "Yo me sentía mal al tener que usar camisetas en la playa y al comprar ropa de talla más grande, pero jamás hablé de eso. Mi esposa nunca tocó el tema, por lo que no sé si le importaba o si no quería decir nada porque pensaba que me molestaría", afirma. Sin embargo, una semana después de que volvió al gimnasio y comenzó a alimentarse mejor, al despedirse de su esposa para ir al trabajo, ésta le dijo que sus pantalones le quedaban grandes y que su panza se veía más pequeña. "No comprendes. Generalmente la única vez en que mi esposa se refería a mi aspecto físico era si tenía salsa escurriendo por mi barbilla", y continúa: "Yo sabía que una semana no era suficiente para lograr un verdadero efecto físico, pero fue agradable escuchar lo que ella dijo y eso me hizo mejorar todavía más".

Ahora bien, nosotros recibimos halagos de parte de nuestros jefes, y un "qué bonito jardín" de nuestros vecinos, y esos comentarios de aliento nos hacen querer continuar trabajando. La misma clase de retroalimentación positiva de tu parte nos ayuda mucho. "Somos tan inseguros como las mujeres, si no es que más, pero simplemente no lo demostramos", afirma Mitchel, de 31 años. "También necesitamos escuchar cumplidos, y que nos digan que somos atractivos." Después de todo, si vas a dedicar tanto tiempo en esforzarte por verte bien, es justo que el hombre que se encuentra a tu lado haga lo mismo. Todo lo que se necesita es un poco de apoyo.

# ¿Por qué a los hombres les cuesta tanto trabajo aceptar que se están quedando calvos, y asumir una actitud positiva al respecto?

Un compañero acaba de comenzar a trabajar con nosotros, y me ha estado enviando señales. Yo diría que tiene poco más de 30 años, y está perdiendo el cabello; se está quedando calvo por el frente y también un poco por arriba. Eso está bien, pero he aquí el problema: él se deja crecer el cabello muy largo, y luego lo peina hacia atrás para cubrir la calvicie. Y se ve ridículo. ¿Por qué no se da cuenta de que al tratar de ocultarlo, en realidad está anunciando a todo mundo cuán inseguro es?

Eso me recuerda a un hombre que ví cuando fui a cortarme el cabello hace algunos meses. Era calvo, excepto por los costados, y cuando se sentó en la silla bromeó con el peluquero: "Corta sólo un poco aquí arriba, por favor", le dijo. Los hombres se enfrentan a la calvicie —y con todos los temas relacionados con ella— de dos maneras. Intentamos ocultar la llamada "carencia" (como en el caso de tu compañero de trabajo), o convertimos esa carencia en un motivo de burla (como el tipo de la peluquería). A pesar de que sabemos que la pérdida del cabello no tiene nada que ver con el hecho de que seamos divertidos, buenos en la cama o talentosos en nuestro trabajo, los hombres también consideran que la pérdida del cabello es uno de los rompimientos emocionales más importantes que habrán de enfrentar. Michael, de 29 años, afirma: "Estoy comenzando a perder mi cabello. Realmente admiro a los tipos que se rasuran la cabeza cuando lo hacen, pero no estoy listo para hacer eso, y no creo que pueda arrancármelo." Esa frase —arrancármelo—, se dirige al corazón de nuestra inseguridad. Todos tenemos algo que no nos gusta en relación a nuestro aspecto físico, pero lo importante es en qué lado del espectro de la confianza nos ubicamos: en el lado de los que harían cualquier cosa para ocultarlo, o en el lado de quienes se sienten cómodos al despojarse de él.

## ¿Por qué se obsesionan los hombres acerca del tamaño de su pene?

Mi novio está obsesionado —y realmente quiero decir obsesionado— con el tamaño de su pene. Constantemente se disculpa, y me pregunta cómo lo comparo con otros novios que he tenido; incluso lo he sorprendido revisando sitios en internet que venden productos para hacer crecer el pene. No sé cuántas veces le he dicho que el tamaño de su pene es promedio, que no me importa, que él es maravilloso, y que no me interesa qué tamaño tiene.

¿Por qué no puede superar este conflicto? A fin de cuentas nadie más que yo puede verlo.

| QUÉ SIGNIFICA CUANDO |
| --- |
| ...Él se aliña, recorta o remueve el vello de su cuerpo. |
| *Un hombre perfectamente aliñado está tratando de enviarte un mensaje acerca de su personalidad: informal y sofisticado, y por lo tanto deseable.* |
| ...Rara vez se aliña. |
| *El hombre perfectamente desaliñado está tratando de enviarte un mensaje acerca de su personalidad: informal y relajado, y por lo tanto deseable.* |
| ...Él dice que va a comenzar una dieta. |
| *Está anunciando sus planes, pero también es un mensaje cifrado acerca de la manera en que se siente: él se considera perezoso, gordo, cansado, y tan deseable como una ala de pollo sin salsa.* |

Los hombres simplemente no saben lo que significa "promedio", porque su percepción del tamaño del pene es el resultado de observaciones ocasionales y no intencionales en los vestidores, y de los videos de la actriz porno Jenna Jameson. De manera que, incluso los hombres cuyos penes son de tamaño promedio, pueden pensar que son más pequeños que un Mini Cooper, y que todos los demás tienen penes tan largos como un tráiler. Tim, de

LA MUJER SE PREGUNTA:

¿Comprar pantalones nuevos es realmente tan difícil?

*Sí.*

31 años, un gerente de ventas en Missouri, recientemente terminó con su novia, con quien había estado durante tres años. Cuando comenzó a salir con otras mujeres nuevamente, también se preocupó acerca del tamaño de su miembro. "He pasado tanto tiempo con una sola mujer, que realmente no pensé mucho en este tema", afirma. "Sin embargo, la primera vez que tuve relaciones sexuales con otra mujer, estaba ligeramente apenado al desvestirme. Yo sé que mi pene es más pequeño que el de otros hombres, y no podía sino preguntarme lo que ella estaría pensando." Sabemos que el tamaño del taladro no debería importar tanto como el de la batería. De hecho, tres cuartas partes de las mujeres afirman que están satisfechas con el tamaño del pene de su pareja, y eso es algo que tú necesitas hacernos saber. De cualquier manera, consideramos que la esencia de nuestra virilidad depende del tamaño de nuestro miembro, y no podemos sino preguntarnos cómo nos compararíamos con otros hombres que han solicitado —y obtenido— tu atención.

Misterios masculinos

# 60

por ciento de los hombres no está satisfecho con el tamaño de su pene.

## ¿Qué motiva a un hombre a ponerse en forma?

Mi esposo siempre ha tenido el mismo aspecto, hasta donde puedo recordar; lleva el mismo tipo de ropas, porta el mismo corte de pelo que ha tenido desde hace 10 años, y siempre ha sido un poquito más gordo de lo que debería ser. Agradable, normal, estable. Hace unos meses cambió su peinado, compró ropa diferente y comenzó a hacer ejercicio. Él tiene solamente 33 años, así que es demasiado temprano para tener la crisis de los cuarenta. ¿Está teniendo una relación extramarital? Si no es así, ¿Qué está ocurriendo? ¿Por qué ahora?

Mark, un escritor de 42 años de Nueva York, recuerda la razón por la que perdió peso. Su hija de cuatro años le dijo: "Papá, ¿Estás embarazado?" y eso fue todo lo que él necesitó. "Mi esposa me había estado hostigando durante tres o cuatro años para que lo hiciera, pero esas tres palabras fueron todo lo que yo necesité", afirma. A los hombres no les gusta ser adoctrinados, que les insistan o les hostiguen. En vez de ello, respondemos a las epifanías; a esos momentos, esos comentarios, esas etapas aparentemente sin consecuencia que en realidad tienen muchas consecuencias. Lo curioso es que esas epifanías no necesariamente tienen que ser negativas, como la dirigida a Mark. Pueden surgir cuando tú notas —y mencionas— las ocasiones en que te parecemos atractivos. Se trata de la manera de apretar el pequeño botón que despierta nuestro deseo de cambio, y eso hace que el cambio ocurra. No tengo idea de qué ocurre exactamente con tu marido, pero no saques conclusiones apresuradas y negativas. Yo estaría dispuesto a apostar que fue algo pequeño lo que le hizo desear algo grande.

## Masculinidad dominada

### Lo que ya sabes acerca de los hombres

- Los hombres pueden ser tan inseguros como las mujeres en lo que se refiere a su cuerpo y aspecto físico. Unos cuantos cumplidos acerca de aquello que te gusta de nuestro cuerpo —incluso si a nosotros no nos gusta— pueden ganarnos.

- En lo que se refiere a nuestra apariencia, puedes ayudarnos al ser, de cierta forma, como una buena entrenadora. Empújanos en la dirección correcta si necesitamos que nos empujen, pero dinos cuando hemos hecho algo bien. Podemos soportar algunos abucheos, si a cambio también escuchamos algunas porras.

- El tamaño sí importa. Le importa al hombre que lo posee.

---

## DILE ESTA NOCHE

La cosa más sexy que una mujer le ha dicho a Drew, de 32 años:

### "Vamos a hacerlo otra vez."

La cosa más sexy que Jennifer, de 22 años, le ha dicho a un hombre:

### "Voy a llevarte a casa y allí te montaré como a una motocicleta Harley en un camino lleno de baches."

---

# CAPÍTULO 12

# ¿Por qué razón los hombres tienen que "arreglar" todo?

*Si tú consideras que él no está en sintonía con tus sentimientos, estás equivocada. He aquí la razón por la que les importa tanto, y cómo pueden ayudarse mutuamente a cambiar para mejorar.*

PREGUNTA PARA LAS MUJERES: ¿Por qué no le pides consejo a los hombres sobre tus problemas de pareja? (Las entrevistadas podían escoger más de una opción.)

Los hombres no comprenden ..................................... 19 por ciento

No pueden ponerse en tu lugar ............................... 16 por ciento

Son malos para escuchar ....................................... 15 por ciento

Nunca saben qué decir ........................................... 12 por ciento

No proporcionan buenos consejos .......................... 7 por ciento

Están demasiado ocupados contemplando mi blusa ...... 4 por ciento

Alguna otra razón ................................................ 34 por ciento

Ninguna razón ..................................................... 25 por ciento

Hace unos meses, Davis —un ingeniero civil de 38 años— volvió a su casa y encontró a su esposa llorando. Cuando le preguntó a Ilana, quien trabaja para una organización no gubernamental, qué cosa ocurría, ella le dijo que la habían ignorado al otorgar un ascenso en su trabajo, que alguien que no lo merecía lo obtuvo, y que ella sentía que estaba atrapada en un empleo en que no se apreciaba su esfuerzo y no se le pagaba lo justo. "Le dije que debía acudir con su jefe y explicar sus sentimientos. Pero cuando ella dijo que eso sería inútil, le respondí que debería preparar su currículo porque obviamente ese trabajo no era el indicado para ella, y entonces ella simplemente me atacó. Me dijo que yo no comprendía, que no era tan sencillo como recoger sus cosas y marcharse, y que yo no podía llegar y esperar que ella dejara de estar enfadada porque yo le había dicho que buscara otro empleo."

Es posible que no puedas afirmarlo al mirar el trabajo que hicimos con el azulejo de la cocina, pero a los hombres nos gusta arreglar cosas. Me refiero tanto a las cosas que hay en la casa, cosas con cables, cosas que se encuentran en cajas de juguetes y las cosas que hay en tu cabeza. Y ese es uno de los puntos a los que se refirieron los hombres que participaron en nuestra encuesta, una y otra vez.

Danos un problema, nosotros te daremos la respuesta.

- "Los hombres arreglamos cosas. No acudas a mí en busca de simpatía y me presentes los problemas, a menos que desees que los arregle", dice Timothy, de 30 años.

- "Si un hombre escucha que su mujer se queja acerca de algo, él considera que ella desea que lo arregle, independientemente de lo que se trate. Ese no parece ser siempre el caso. Yo desearía que las mujeres nos refirieran

| ¡DI ESTO, NO AQUELLO! |
|---|
| DI ESTO: *Necesito desahogarme por diez minutos, sin parar.* |
| NO DIGAS: *Necesito hablar.* |
| PORQUE: *Eso le permite saber que tú quieres que te escuche, no que contribuya con una solución.* |
| ................................... |
| DI ESTO: *Gracias por tratar de ayudar.* |
| NO DIGAS: *No me estás ayudando.* |
| PORQUE: *Él lo está intentando.* |

únicamente cosas en relación a las cuales podemos actuar. Eso sería menos desconcertante para los hombres", afirma Bruce, de 37 años.

- "Los hombres pensamos en función de los hechos: buscamos soluciones a los problemas, y no pensamos que tan sólo con escuchar podemos resolver una queja", agrega Lee, de 24 años.

- "Nos gusta resolver problemas, por lo que nos sentimos mal cuando no podemos resolver los tuyos", dice Nate, de 25 años.

Eso es cierto. Nos sentimos mal cuando no podemos arreglar las cosas para ti.

Cincuenta y tres por ciento de los hombres afirman que cuando sus novias o esposas acuden a ellos con un problema, generalmente ofrecen sugerencias para resolverlo (ese número es mayor a quienes afirman que simpatizan con la mujer y que pueden ponerse en su lugar, que escuchan, o incluso pretenden escuchar). Tú estás preparada para ofrecer tu simpatía cuando la gente comparte sus problemas contigo, y quizá es esa la razón por la que esperas que eso ocurra contigo. ¿Y nosotros? Hemos sido programados para analizar el problema, sumergirnos en él, hacernos cargo de la solución y pasar al siguiente.

Es posible que tú prefieras la etapa previa a resolver el problema: abrazar, escuchar, asentir, hablar. A nosotros nos gusta resolver los problemas rápido: pensar, decidir, actuar. "Mi novia afirma que yo siempre trato de resolver sus pro-

| QUÉ SIGNIFICA CUANDO... |
|---|
| ...Él te abraza (al terminar la primera cita). |
| *Él quiere salir contigo por segunda vez.* |
| ...Él te abraza (después del sexo). |
| *Lo tienes asombrado.* |
| ...Él te abraza (después de una pelea). |
| *¿Quieres tener sexo en la reconciliación?* |

blemas, así que intenté dejar de hacerlo, pero siempre que me dice algo y yo no le doy una solución, siento que no le ayudo en lo absoluto", dice Jamie, de 27 años.

De manera que cuando tú tienes un problema que nosotros no podemos ayudarte a resolver —ya sea una dificultad en el trabajo, una pelea con tu mamá, o un asunto de salud que no se cura— puede resultar frustrante para ti que mantengamos la boca cerrada; pero resulta igualmente frustrante para nosotros si lo hacemos.

Queremos ayudar. Deseamos resolver el problema. Queremos arreglar las cosas. Y si no podemos hacerlo, entonces sentimos que algo más está descompuesto: nosotros.

## ¿Cómo logro que enfrente los problemas de nuestra relación?

Las cosas no han marchado muy bien con mi novio. Le he dicho cómo me siento, lo que yo quería obtener de nuestra relación, cómo siento que no le importa tanto como antes, cómo parece que nos encontramos en una especie de rutina. ¿Su respuesta? Se quedó callado como un muerto. Hizo algún comentario sobre qué pena le causaba que yo me sintiera de esa forma, y luego salió con el clásico: "¿Qué quieres que haga?" Aborrezco que diga eso. Es como si tratara de transferirme la responsabilidad sobre el éxito de nuestra relación. ¿Qué está tratando de demostrar?

Para ti la frase: "¿Qué quieres que haga?", puede sonar como una excusa, como una forma de escapatoria. Para nosotros, esa pregunta resume todas las emociones que tenemos en lo que se refiere a los problemas de pareja. Tan sólo dime qué debo hacer. Dime cómo lo arreglamos. Dime la manera en que puedo hacerte feliz. Nosotros sabemos —lógicamente— que la vida no es una ecuación matemática, que un gesto, una manera de comportarnos, una oración nuestra no puede modificar los malos sentimientos para volverlos buenos. Sin embargo, esa es la manera en que tratamos de llegar a ese punto. "Pensamos de manera diferente a como lo hacen las mujeres", afirma Luke, de 26 años. "Yo soy más lineal en mis patrones de pensamiento. Todavía deseo satisfacer tus necesidades y llegar al fondo de lo que te molesta. Simplemente me dirijo a ese punto de manera diferente."

> **LA MUJER SE PREGUNTA:**
>
> ¿Por qué él dedica tres semanas a investigar incluso la compra más pequeña?
>
> *Un hombre puede ser impulsivo en lo que se refiere a escoger a las mujeres y las cervezas, pero no lo es en relación con su dinero.*

## ¿Por qué convierte todo en un asunto relacionado con él?

La otra noche tuve una pelea muy fuerte con mi mamá. Estábamos hablando de las vacaciones y de quién iría a qué lugar, y ella hizo algún comentario en el sentido de que yo siempre encuentro la manera de arruinarlas. Yo estaba furiosa y le dije toda la historia a mi marido. Entonces él comenzó a contar una larga anécdota acerca de cuando su papá se peleó con su mamá acerca de algo cuando él era un niño. Yo sólo quería desahogarme un poco y él le dio la vuelta al asunto, para convertirlo en algo relacionado con él y su familia. ¿Por qué no puede simplemente escucharme?

Cerca del diez por ciento de los hombres que participaron en nuestra encuesta afirmaron que ponen en práctica la táctica de tratar de relacionar tu problema con sus propias circunstancias. Yo no creo que él te diga eso para negar o minimizar tu historia; él está proporcionándote una introducción con el fin de que veas la solución. "Mi novia me dice todo el tiempo que siempre que me cuenta una historia acerca de sí misma, yo trato de imponerle una sobre mí", afirma Bo, de 25 años. "Yo no estoy tratando de imponerle nada. Sólo intento ponerme en su lugar. Yo creí que eso era lo que ella quería." En lo que se relaciona a la pregunta de por qué no escuchamos, se debe a que pensamos —sentimos— que escuchar tu problema es como tratar de rebanar una pizza con un clip. No estamos ayudando, así que ¿para qué tomarnos la molestia? En nuestras mentes nos preguntamos qué bien te hace que nosotros nos sentemos y asintamos con la cabeza si no podemos ayudarte a encontrar la salida de tu laberinto de estrés, infelicidad o frustración. Sentimos que si sólo te escuchamos, tú pensarás exactamente lo opuesto: que ni siquiera estamos haciendo.

## ¿Por qué no puede ser más afectuoso en público?

Tenemos una pareja de amigos que parecen tener la relación perfecta. Ambos tienen buenos empleos, dos hijos realmente dulces, viajan mucho, y siempre parecen ser afectuosos entre sí. Una noche, después de que mi marido y yo salimos con ellos, hice un comentario sobre qué linda pareja eran y que parecían realmente felices. Mi esposo dijo: "¿Quieres decir que tú no lo eres?" Eso desencadenó toda la pelea. Él dijo que odiaba que yo comparara nuestra pareja con otras, y que sólo por el hecho de que algunos maridos llamen a sus mujeres "dulzura" no significa que su relación sea precisamente eso. ¿Por qué toqué una fibra tan sensible en su interior?

Porque tus comparaciones son un mensaje cifrado que quiere decir: tú eres una bestia insensible que no me proporciona lo que una mujer merece. "Mi novia siempre dice que desearía que yo fuera más afectuoso en público. Nada exagerado, sólo que nos tomáramos más de la mano, cosas por el estilo. A mí no me gusta.

Ella incluso hace comentarios ligeros cuando nos encontramos con gente en la calle, y dice 'qué lindo resulta cuando hacen eso', refiere Andre, de 34 años. "Los comentarios parecen no ser importantes, pero esa es una de las cosas que realmente me hacen enojar acerca de ella. Aquí estoy, me esfuerzo en mi trabajo, la trato bien, y pienso que soy un buen novio, pero hay una cosa con la que no me siento cómodo y ahora resulta que soy un mal tipo que es inferior a todos los demás hombres del mundo que toman a sus esposas de la mano y las besan." ¿Por qué nos molesta tanto? Además del hecho de que no nos gusta que nuestras personalidades románticas (o carentes de romanticismo) sean juzgadas como si se tratara de una competencia, tampoco nos gusta que tú des por sentado que la respuesta de otro hombre a una situación sea la respuesta a la nuestra.

> **Misterios masculinos**
>
> **4**
>
> por ciento de los hombres finge escuchar los problemas de las mujeres, sin decir mucho al respecto.

## Masculinidad dominada

### Lo que ya sabes acerca de los hombres

- Nuestro instinto nos empuja a ayudar. Si nos limitamos a escuchar tu problema sin ofrecerte una solución, sentimos que tú pensarás que no estamos escuchando en absoluto.

- No estamos tratando de esconder tu problema debajo de una alfombra. Estamos tratando de quitarlo de tu plato.

- Si preguntamos qué quieres que hagamos, siempre agradecemos que nos des respuestas concretas.

La cosa más sexy que una mujer le ha dicho a Aidan, de 22 años:

**"Tus labios saben lo que están haciendo."**

La cosa más sexy que Lisa, de 29 años, le ha dicho a un hombre:

**"Todas las mujeres deberían ser tan afortunadas."**

# CAPÍTULO 13

# ¿Por qué los hombres temen a las peleas?

Sólo existe una cosa que la mujer puede hacer para lograr que un hombre verdaderamente luche para resolver los problemas, y sólo hay una manera segura de calmar a la bestia salvaje.

PREGUNTA: Muchachos, ¿cuál es la razón por la que ustedes y sus parejas pelean generalmente? (Los entrevistados podían escoger más de una opción.)

Dinero ............................................................... 38 por ciento

Trabajo doméstico, responsabilidades domésticas ........ 26 por ciento

Sexo .................................................................. 24 por ciento

porque ella piensa que él no la escucha .................. 22 por ciento

Nivel de compromiso ........................................... 21 por ciento

Ella desea que él comparta sus sentimientos ........... 19 por ciento

Los hijos ............................................................ 17 por ciento

Cuánto tiempo pasa él trabajando ......................... 14 por ciento

Los suegros ........................................................ 13 por ciento

Fidelidad, otras mujeres ...................................... 9 por ciento

El año pasado, Gene, de 42 años, quien trabaja para una agencia de bienes raíces, recibió un bono de fin de año de 10 mil dólares. En su camino de regreso a casa se detuvo en una tienda de artículos electrónicos y compró una televisión de pantalla gigante. Cuando llegó le dio la noticia a su esposa, ella se dio la vuelta como si fuera una contorsionista del *Cirque du Soleil.* "Ella enloqueció, me dijo que no tenía derecho a gastar el dinero sin hablar con ella. Me dijo que no podía creer cuán inconsciente era yo", afirma. "De manera que le respondí. Le dije que yo nunca gastaba nada en mí mismo y que se trataba de dinero del bono anual, no de nuestro presupuesto regular, y que yo quería consentirme esta vez con el televisor porque trabajé como burro todo el año y me lo merecía. No nos hablamos por tres días, y pasaron dos semanas antes de que finalmente pudiéramos superar el problema y hablar de esto con normalidad."

Cuando miró en retrospectiva, Gene se dio cuenta de que aunque él pudo estar en lo correcto en algunos puntos y equivocado en otros, la forma en que lo había dicho había sido errónea, así como el hecho de que no involucró a su mujer antes de la compra. "Sin embargo, ella estaba furiosa cuando se acercó a mí. Si tan sólo me hubiera dicho cómo se sentía sin enloquecerse, nos hubiera ahorrado mucha agrura."

Los hombres aborrecemos las peleas porque las identificamos con la agresión y la ira. De manera que si realmente quieres tener una discusión con tu hombre, la mejor táctica consiste en primero controlar tu ira.

---

> **¡DI ESTO, NO AQUELLO!**
>
> DI ESTO: *Tienes derecho a estar enojado.*
>
> NO DIGAS: *Cálmate.*
>
> PORQUE: *El quiere ser reconocido, no anestesiado.*
>
> ..............................
>
> DI ESTO: *Me encanta la manera en que haces esto, esto y esto, pero aquello me molesta.*
>
> NO DIGAS: *Aquello me molesta.*
>
> PORQUE: *Es más fácil aceptar la crítica si viene cubierta de azúcar.*
>
> ..............................
>
> DI ESTO: *Vamos a descansar cinco minutos. Estoy segura de que ambos necesitamos una pausa.*
>
> NO DIGAS: *Deberías marcharte.*
>
> PORQUE: *Incluso cuando están peleando, él necesita saber que tú estás en su mismo equipo.*

Cuando nos confrontan de manera directa, nuestro instinto se vuelve hostil y defensivo. El hecho de que se trate de un ataque verbal no significa que reaccionemos de manera diferente a que se tratara de un ataque físico. Lanza un golpe e instintivamente responderemos con otro golpe.

O bien, dado que somos criaturas que pelean o escapan, tomaremos la otra opción: la retirada.

"Si mi novia reacciona de manera emocional frente a un problema, entonces yo dejo de hablar", afirma Bryan, de 34 años. "Yo no quiero hablar de nada cuando está muy enojada, y eso sólo la hace enojarse más. Es como esa escena de la película *Top Gun*, cuando el tipo que reemplaza a Goose le dice a Tom Cruise: '¡dispara, Maverick! ¡Dispara, Maverick!', Pero Maverick sigue diciendo: '¡No está bien, no está bien!' Él no disparó hasta que estuvo listo, y yo no voy a pelear hasta que ella se calme."

Cuando tomas en consideración el hecho de que los hombres peleamos o nos retiramos, puedes ver en dónde se encuentra el problema: nunca se discuten las cosas. No estoy diciendo que tú no debas ser emocional y apasionada, y ni siquiera estoy cuestio-

> **QUÉ SIGNIFICA CUANDO...**
>
> ...Él se queda callado durante una pelea.
>
> *Eso puede significar dos cosas. La primera, que no quiere decir algo que hará que le lances la sartén a la cabeza. O bien, que él sabe que el hecho de quedarse callado te hará sentir tan enojada que le lanzarás la sartén a la cabeza.*
>
> ...Él dice algo realmente cruel durante una pelea.
>
> *Él mantiene reprimidas la mayoría de sus emociones durante mucho tiempo. Si las emociones se desbordan, lo hacen de verdad.*
>
> ...Él se pone celoso hasta la locura acerca de mis ex novios.
>
> *Lo único peor que imaginarte desnuda con otro hombre es imaginarte desnuda con el hombre con el que acaban de encontrarse en el restaurante.*

> **Misterios masculinos**
>
> # 15
>
> por ciento de los hombres afirma que no pelean con su esposa o novia.

nando el hecho de si tu ira está justificada (porque probablemente lo está). Lo que digo es que si tú realmente quieres resolver un problema, entonces descarga tus emociones contra un costal de boxeo o contra un pañuelo desechable, y después aborda el tema con él.

"Todo lo que quiero que las mujeres comprendan es que los hombres y las mujeres son criaturas diferentes que ven el mundo desde ángulos distintos, y las mujeres no pueden insistir en lograr que el hombre de su vida vea las cosas a su manera", afirma Max, de 34 años. "Un secreto para lograr una relación exitosa consiste en la capacidad de la pareja para estar de acuerdo o disentir de manera amistosa."

## ¿Por qué los hombres evaden las peleas?

Mi novio no quiere pelear. Se rehúsa a hacerlo, y eso es algo que realmente me molesta de él. De vez en cuando me gustaría que discutiéramos, incluso si fuera sobre algo estúpido. En una ocasión, tan sólo para ver si podía provocarlo, le acusé de ser muy coqueto con una mesera. Él simplemente se encogió de hombros, me dijo que yo estaba loca, y ni siquiera trató de defenderse. ¿Cómo puedo lograr que se involucre un poco? Yo considero que las peleas son saludables para una relación, y él piensa que son destructivas.

> LA MUJER SE PREGUNTA:
>
> ¿Por qué él no puede decir "lo siento"?
>
> *Porque está confundido. Él piensa que disculparse le hace menos hombre, cuando en realidad es lo opuesto.*

A algunos hombres les encantan las peleas si se encuentran en un bar o en un cuadrilátero, pero a la mayoría de nosotros no nos gusta pelear si estamos enamorados. (Un pequeño porcentaje de los hombres incluso afirma que su estilo de pelear consiste en negar que exista un problema, en absoluto.)

"Aborrezco pelear. No me molesta que estemos en desacuerdo, pero aborrezco pelear. Para mí las peleas son como una debilidad de la relación", afirma David, de 28 años. Ahora bien, no creo que exista una manera de convertir a un pacifista de la relación en un guerrero capaz de lanzar bombas atómicas. Si a un hombre no le gusta participar en las peleas —especialmente acerca de cosas que él considera que puede resolver sin reñir— entonces no podrás cambiar su estilo. Considerando todas las cosas sobre las que podrían pelear, ¿de verdad quieres pelear porque no pelean?

## ¿Por qué en ocasiones los hombres nos menosprecian?

Mi prometido y yo tuvimos una pelea muy grande acerca de dinero. Estábamos teniendo esa gran conversación sobre la manera en que vamos a mezclar nuestras cuentas de banco, cómo debemos invertir nuestros ahorros, quién va a pagar las cuentas, todo eso. Sin embargo, él se volvió realmente sarcástico, y dijo que yo ni siquiera podía calcular las propinas en los restaurantes. Esa es la manera en que él maneja todas nuestras peleas; él se vuelve sarcástico. Entonces, si se lo echo en cara, me dice que sólo estaba bromeando. Sin embargo creo que es cruel y condescendiente. ¿Qué gana al menospreciarme?

Lo que él gana es un escudo de defensa. Él piensa que si puede darte a entender algo con una broma, con un insulto menor, entonces quizá puede obtener un poco de ventaja en ese asunto. "Insultar al rival en el deporte no siempre es algo malicioso. Se trata de una manera de poner en práctica juegos mentales para reafirmarte como una persona más

Misterios masculinos

**19**

por ciento de los hombres afirma que pelean como un abogado, tratando de agobiar a sus esposas con argumentos.

fuerte que tu oponente", dice Kevin, de 32 años. "He visto a mis amigos hacerlo con sus esposas. Tan sólo golpecitos aquí y allá; ellos dicen que es divertido, pero en realidad es una táctica que utilizan para dar por terminada la pelea."

## ¿Qué hay de malo con un poco de hostigamiento?

Muy bien, voy a confesarlo. Yo sé que hostigo un poco a mi marido. Él dice que lo hostigo por todo, desde la manera en que limpia la mesa hasta la forma en que deja el baño en la mañana. No es que yo quiera ser cruel; sólo quiero que tenga respeto por las cosas que le rodean y por nuestra casa. Se trata de cosas menores, así que no considero que se trate de un problema mayor. Sin embargo, siempre escucho a hombres que dicen que no pueden soportar el "hostigamiento" de sus esposas y novias. ¿Tienen los hombres una piel tan delgada?

Existen dos formas de romper una piedra. Si la azotas contra el suelo puedes verla despedazarse. O bien le das un golpecito, y otro, y otro, y otro, y le das de golpecitos hasta que no quede nada. Ambos métodos tienen el mismo resultado, pero con uno de ellos el dolor dura mucho más tiempo. "El hostigamiento no arroja resultado alguno. Si me abordara con respeto, obtendría mejores resultados", afirma Ryan, de 27 años. Una manera más fácil de motivar a un hombre consiste en relacionarte con su centro de recompensas a la resolución de problemas. Hazle ver qué bien se vería el baño si él lo mantuviera limpio, en vez de qué mal se ve cuando él lo deja sucio. Tan pronto como su cerebro registre la ecuación "baño limpio = esposa feliz", él lo hará.

## Masculinidad dominada

### Lo que ya sabes acerca de los hombres

- Los hombres temen la ira. Mientras menos la muestres, más sabrás.

- Muchos hombres no consideran que las peleas sean una forma de limpiar y fortalecer la relación, como tú lo haces. Para ti las peleas deben mostrar emoción. En nuestro caso, preferimos las explicaciones antes de llegar a los ataques verbales.

- Si nos encontramos arrinconados, nos defendemos bravamente o nos retiramos en silencio. Estamos seguros de que tú no quieres ninguna de esas opciones.

---

### DILE ESTA NOCHE

La cosa más sexy que una mujer le ha dicho a Bill, de 24 años:

**"Tú eres lo mejor que me ha pasado en la vida."**

La cosa más sexy que Jessica, de 25 años, le ha dicho a un hombre:

**"¡Desenvuélveme!"**

---

# CAPÍTULO 14

# ¿Creen los hombres en el amor a primera vista?

## La razón por la cual un gesto pequeño puede ser la diferencia entre ser "solamente amigos" y una vida entera de felicidad.

PREGUNTA: Muchachos, ¿qué les atrae primero de una mujer cuando la conocen?

Aspecto físico ...................................................... 35 por ciento

Cruce de miradas ................................................. 21 por ciento

Sonrisa .............................................................. 19 por ciento

Confianza en sí misma ........................................ 12 por ciento

Primeras palabras ................................................. 5 por ciento

Ropa ................................................................... 2 por ciento

Los hombres queremos que salir con una mujer sea como entrar a un laberinto. Nosotros jugamos a que somos el ratón, y tú juegas a que eres el queso. ¿Queremos el queso? Sí, más que nada. ¿Podemos oler el queso? Sí. ¿Sabemos exactamente cómo llegar al queso? De ninguna manera. Sin embargo, eso no significa que queramos que nos pongas el queso frente a nuestros ojos incluso antes de comenzar. Queremos mirar, queremos pensar, queremos descifrar el enigma, porque eso hace que el queso sea más sabroso.

Eso no quiere decir que queramos que juegues con nosotros, que nos atraigas y luego cierres la puerta en nuestras narices. Sólo queremos decir que nos gusta jugar el juego de la seducción, y nos gusta el hecho de que existan pocas cosas (además de los goles de campo en el último segundo y los exámenes de próstata) que nos pongan más nerviosos que descubrir nuestro camino hacia ti.

El hecho es que, mientras te cortejamos, te miramos, nos aproximamos a ti, o simplemente tratamos de conocerte, sentimos más mariposas que un guía de turistas costarricense. Para nosotros, ese nerviosismo inicial se desprende del hecho de que nos preguntamos si estamos fuera de práctica, preparados, o si seremos capaces de hacer un buen papel. Y esta audiencia —tú— es mucho más intimidante que cualquier otra que hayamos encarado. Pero he aquí el meollo del asunto: si estamos interesados en ti a largo plazo, no queremos que calmes nuestras ansiedades con una declaración de amor, o incluso con una invitación a la cama. Al menos no inmediatamente.

---

**¡DI ESTO, NO AQUELLO!**

DI ESTO: *¿Cómo has estado?*

NO DIGAS: *¿Por qué no me llamaste antes?*

PORQUE: *Él está llamando ahora, y eso es bueno.*

......................................

DI ESTO: *Voy a mi sesión de yoga esta noche, pero quizá podamos reunirnos después.*

NO DIGAS: *Iba a asistir a mi sesión de yoga, pero puedo dejarla para otro día.*

PORQUE: *Tener compromisos resulta más atractivo que ser acomodaticia.*

......................................

DI ESTO: *¿Cómo es tu relación con tu padre?*

NO DIGAS: *Quiero que la nuestra sea una relación seria.*

PORQUE: *La cercanía es algo que tú deseas.*

......................................

DI ESTO: *¿Quieres comenzar a correr conmigo los domingos?*

NO DIGAS: *Me gustaría verte más a menudo.*

PORQUE: *Haz énfasis en las cosas que tienen en común, y él también tendrá deseos de verte más frecuentemente.*

- "Una mujer que me incita en la primera cita es muy sexy. Tan sólo lo suficiente para dar a entender que está interesada, pero no tanto como para que parezca que está desesperada", dice Danny, de 32 años.

- "Yo estoy de acuerdo en que las mujeres sean agresivas; me gustaría que más mujeres lo fueran. Sin embargo, deben saber en qué momento detenerse. La mujer que me toca, que se se acerca a mí y que hace cosas por el estilo al principio es material para una relación de largo plazo, más que una mujer que mete su lengua en mi garganta después de 30 minutos", afirma Allen, de 36 años.

| Qué significa cuando... |
|---|
| ...Él no trata de besarte en la primera cita. |
| *Probablemente no desea esperar porque realmente le interesas, pero piensa que él te gustará más si se contiene. El hecho de no besar puede ser una muestra de afecto, tanto como el mismo beso.* |
| ...Él te envía flores de manera espontánea (antes del matrimonio). |
| *Mi amor, te aprecio. Y estoy excitado.* |
| ...Él te envía flores de manera espontánea (después del matrimonio). |
| *Mi amor, te aprecio. Y realmente estoy excitado.* |

- "La cosa más sexy que una mujer me ha hecho cuando la conocí en un bar fue la siguiente: metió dos dedos en el bolsillo delantero de mi pantalón mientras me hablaba. ¡Santo Dios! Sentí como si estuviera nuevamente en la secundaria", dice R. J., de 27 años.

Aunque queremos obtener el objetivo final —ganar el campeonato nacional de cortejo (en el que tú eres el trofeo)—, no queremos que nos lo entreguen. Queremos jugar el juego, queremos sentir los escalofríos, queremos sentir la incertidumbre, queremos hacer las jugadas, pero no queremos portar el anillo de campeones del supertazón del amor hasta que nos lo hayamos ganado.

## ¿Cómo puedo mostrar interés sin parecer demasiado agresiva?

Mis amigos varones se quejan todo el tiempo y afirman que les gustaría que las mujeres fueran más agresivas, pero cuando una mujer se muestra agresiva, se refieren a ella como "la loca" y cosas por el estilo. Muéstrame la diferencia entre ser la estrella de la película *Atracción fatal* y ser demasiado reservada.

Muchas veces los hombres funcionan como los teléfonos celulares en el Parque de Yosemite; tienen problemas para captar las señales. Eso se debe a que las señales no son claras. Las mujeres usan más la comunicación verbal que los hombres, y a menudo nosotros no comprendemos la sutileza de tus palabras. Y aunque todos sabemos que los hombres somos criaturas "visuales", también somos "táctiles". La clave: utiliza tus manos y tus dedos. "No quiero hablar de la relación cuando comienzo a salir con una mujer, pero me gusta saber si una mujer piensa que soy un novio potencial o si me ve más como un hermano",

**Misterios masculinos**

**19**

por ciento de los hombres tiene sexo en su primera cita.

dice Dane, de 31 años. "La chica con la que estoy saliendo actualmente usaba mucho el tacto cuando comenzamos a salir, y eso me encantaba. No era abiertamente sexual; simplemente ponía su mano en mi hombro, o me acariciaba los brazos con la mano o me tocaba las caderas cuando nos besábamos. Yo podía decir que ella no se estaba dejando llevar simplemente."

# ¿Cómo puedo decirle que me gusta sin asustarlo?

LA MUJER SE PREGUNTA:

Cuando le pregunto cómo me veo con mi ropa nueva, todo lo que él tiene que decir es "¡Bellísima!" ¿Por qué echa a perder la respuesta tan a menudo?

*Probablemente porque el comentarista deportivo está mostrando la jugada número 3 de las 10 mejores jugadas del día, y él ha estado esperando por 35 minutos a que termines de arreglarte. (Sin embargo, gracias por el consejo.)*

He salido en cinco ocasiones con el hombre que veo actualmente. Han sido citas muy agradables; nos hemos reído, la hemos pasado bien, y parecemos llevarnos maravillosamente. Ahora nos encontramos en el punto extraño —al menos extraño para mí— en que yo quiero decirle que me gusta, que comienzo a tener sentimientos por él. He tenido malas experiencias con los hombres: cuando les he dicho cómo me siento ellos terminan espantados y las cosas se van a pique a partir de ese momento. ¿Alguna sugerencia acerca de la mejor manera de decirle o de mostrarle cuánto me gusta sin que se espante y piense que quiero casarme con él mañana mismo?

Debes pensar en el corto plazo para comunicar ideas de largo plazo. "Cuando comencé a salir con la que ahora es mi esposa, estaba claro que estábamos hechos tal para cual, pero ninguno de los dos habló de ello", afirma Dylan, de 39 años. "Sin embargo, lo que pensé que era realmente agradable fue que después de cerca de un mes de salir, ella me dijo que tenía planes para ir a esquiar seis semanas más tarde, y quería saber si me gustaría acompañarla. Yo le dije que sí, y en aquella época no lo pensé mucho, pero ahora que lo veo en retrospectiva, me pareció ingenioso: fue la manera perfecta de decirme sutilmente que ella quería que nuestra relación tuviera futuro sin estar obligada a decir la frase tan irritante: '¿somos novios?'"

# ¿Por qué casi todos los hombres tienden a cometer errores en la primera cita?

¿Qué pasa con los hombres en la primera cita? O bien me toca salir con tipos que hablan demasiado acerca de sí mismos, o aquellos que piensan que la manera en que pueden impresionarme es al tratar de ser muy románticos y sensibles. Durante la última cita que tuve, el tipo no podía dejar de hablar de su trabajo y de lo que quiere hacer con su vida, y de los viajes sorprendentes que ha realizado. Era como si él tratara de asegurarse de que yo sabía que tenía dinero. ¿Por qué tiene que esforzarse tanto para lograr que me guste?

La primera cita es como una entrevista para conseguir un empleo. Él sabe muy bien que si no da en el clavo, no tiene la oportunidad de conseguir una relación a largo plazo que quizá sería la situación de sus sueños. Desafortunadamente muchos hombres reaccionan más allá de lo debido, y piensan que tienen que hacer todo lo posible para impresionar a la entrevistadora con flamantes currículos y portafolios, en vez de simplemente relajarse y permitir que su personalidad hable por sí misma. Sin embargo, la verdad es que esa es una de las áreas en que nos sentimos extraños. Jon, de 27 años, afirma "aborrezco la primera cita. Yo quiero que ella sepa quien soy, pero si hablo mucho de mí, sé que eso le hará perder interés, y si no hablo de mí lo suficiente, entonces tengo miedo de que ella me etiquete como un tipo aburrido". Muchos hombres van demasiado lejos, pero todo lo que él está tratando de hacer es proporcionarte suficiente información para que le llames para una segunda entrevista.

**Misterios masculinos**

**28** por ciento de los hombres piensa que está bien decir una mentira blanca para obtener una primera cita.

## Masculinidad dominada

### Lo que ya sabes acerca de los hombres

- Gánatelo con toques ligeros y palabras suaves.

- Existe una diferencia entre practicar el juego y jugar con el juego. A nosotros nos encanta la emoción, la persecución y la incertidumbre de encontrar la mujer que nos hace derretir más rápido que el queso en la parrilla.

- Incítanos. Por favor.

---

DILE ESTA NOCHE

La cosa más sexy que una mujer le ha dicho a Mason, de 35 años:

**"No, ¿te hago sentir cómodo?"**

(En respuesta a la pregunta: "¿Te hago sentir incómoda?")

La cosa más sexy que Laura, de 32 años, le ha dicho a un hombre:

**"Tú y yo embonamos perfectamente."**

---

# Lo que los hombres quieren que las mujeres sepan acerca del amor

"El amor es grandioso y los hombres lo sienten tanto como las mujeres, pero quizá nos avergüenza admitirlo."

GARRETT, 27 AÑOS

"El amor es la cosa más complicada para comprender. El amor no puede ser comparado con la cerveza, el sexo, el rock and roll, o ninguna otra cosa sagrada para los hombres. Pero cuando nos llega, caemos muertos como moscas. ¡Sí, obedeceremos!"

JEREMY, 32 AÑOS

"El amor no hace que el mundo gire; sólo hace que el viaje valga la pena."

ALEX, 39 AÑOS

"El amor es desconcertante para la mayoría de nosotros. Sabemos si te amamos o no. Sin embargo, el hecho de que la mayoría de nosotros seamos todavía 'chicos' que dicen 'te amo' parece raro y extraño."

ROD, 26 AÑOS

"Esto no es una telenovela."

BRIAN, 25 AÑOS

"Incluso a pesar de que no digo 'te amo' al concluir cada conversación por teléfono, eso no quiere decir que no lo sienta."

BRUCE, 36 AÑOS

"Los hombres somos más sensibles de lo que piensas. Pero no te esfuerces demasiado por hacernos mostrar esa cualidad."

BRADY, 35 AÑOS

"En ocasiones los hombres hablan por medio de acciones sutiles, y no con sus labios."

CHANG, 34 AÑOS

"A nosotros también nos gusta que nos den regalos y masajes en la espalda."

SHAUN, 29 AÑOS

"El amor consiste en los momentos."

TIM, 34 AÑOS

"El amor no necesita que hablen de él para estar presente."

DOM, 38 AÑOS

"Mientras más rápido te digan los hombres que te aman, más rápidamente se enamorarán de alguien más."

TRENT, 29 AÑOS

"Está bien que andemos desnudos todo el día."

MICHAEL, 24 AÑOS

"Los hombres queremos más que sólo sexo en una relación. Queremos que nos amen por quienes somos. La vieja anécdota de que 'los hombres dan amor a cambio de sexo' es simplemente falsa. Los hombres que aseguran que lo único que desean es sexo son inseguros y no se encuentran en contacto con quienes son en realidad."

LEE, 33 AÑOS

# CAPÍTULO 15

# ¿Por qué los hombres necesitan estar solos?

¿Creerías que es porque eso nos hace ser mejores amantes? He aquí lo que realmente ocurre cuando dejas a los hombres por sus propios medios, y la razón por la que tu relación mejorará en consecuencia.

PREGUNTA: Muchachos, ¿a quién acuden en busca de consejo respecto de su relación?

| | |
|---|---|
| Mejor amigo | 17 por ciento |
| Amigo | 15 por ciento |
| Amiga | 14 por ciento |
| Madre o padre | 10 por ciento |
| Hermano | 3 por ciento |

Doug, de 27 años, diseñador gráfico que vive en California, lleva ocho meses con su novia. Generalmente pasan tres o cuatro noches juntos durante la semana, así como todo el fin de semana. Cada dos semanas Doug quiere salir con un grupo de cuatro o cinco amigos con quienes se ha visto desde que estaba en la universidad. "Todo lo que hacemos es ir al bar, mirar un partido y pasar el rato, pero mi novia es ultra-paranoica, no lo sé, quizá tiene miedo de que vaya a coquetear y a pasar tiempo con otras mujeres, así que riñe conmigo cada vez que le digo que estoy planeando salir por la noche con mis amigos. Así la situación se vuelve realmente vieja."

Lo que la novia de Doug no aprecia es que un hombre que sale con sus amigos obtiene una carga eléctrica en favor de la relación, y no en contra de ella. Es posible que tú te reunas con tus amigas para tomar café y platicar del programa de televisión *Grey's Anatomy*. Nosotros nos reunimos para tomar cerveza y hablar de beisbol.

"Hace unos años, un par de amigos míos comenzaron a hablar de qué tan agradable sería si pudiéramos ir de viaje para jugar al golf; sólo nosotros cuatro, jugar al golf, fumar puros, beber cerveza, y salir a cenar por la noche", dice Jack, de 36 años, gerente de Recursos Humanos en Ohio. "No era que yo fuera infeliz en mi matrimonio. Simplemente quería pasar unos días haciendo cosas de hombres. Así que preparé el viaje. Algunos de nosotros fuimos a Myrtle Beach, jugamos al golf, bebimos un poco; fue un éxito. ¿Pero sabes qué ocurrió? Unas semanas después de que regresé a casa, mi esposa comentó que yo era más atento con ella, que parecía más feliz. No fue algo consciente, pero supongo que una de las razones fue que yo aprecié que no me molestara por querer realizar un viaje con otros hombres, y porque cuando estuve allí, realmente la extrañé. Me hizo rejuvenecer totalmente."

| ¡DI ESTO, NO AQUELLO! |
| --- |
| DI ESTO: *Cualquier cosa que mantenga tu barco a flote.* |
| NO DIGAS: *¿Por qué desperdicias el tiempo haciendo eso?* |
| PORQUE: *El amor significa aceptar las obsesiones estúpidas de la pareja.* |
| ............................... |
| DI ESTO: *Me gustaría hacer eso contigo alguna vez.* |
| NO DIGAS: *¿Puedo ir contigo?* |
| PORQUE: *Si él quisiera que tú fueras te lo hubiera pedido.* |
| ............................... |
| DI ESTO: *Significaría mucho para mí si tú vinieras conmigo.* |
| NO DIGAS: *¿Quieres venir conmigo?* |
| PORQUE: *Él no quiere, pero lo hará si sabe que es importante para ti.* |

El rejuvenecimiento de la relación no tiene necesariamente que darse bajo la forma de aventuras exclusivas para hombres en Brasil o viajes para jugar al golf en Irlanda (aunque eso está bien). Todo lo que necesitamos es un poco de tiempo para escaparnos; eso nos proporciona libertad irrestricta para jugar, beber, reír, coquetear y romper con nuestras rutinas regulares. El tiempo de estar con los amigos —ya sea un fin de semana, una noche, o unas cuantas horas para ver un partido— es nuestra forma de regresar al género de vida que teníamos antes de conocerte. Eso no significa que nuestra vida anterior sea mejor que la actual. Sólo significa que necesitamos cerrar la puerta de vez en cuando.

> ### QUÉ SIGNIFICA CUANDO...
>
> ...Él te dice que quiere irse de viaje el fin de semana con sus amigos.
>
> *No importa si el motivo es el golf, irse de pesca o andar en bicicleta, él necesita recordar ocasionalmente cómo era su vida cuando estaba en la universidad.*
>
> ...Él te dice que estará de regreso en casa a la medianoche y llega a las 4 de la mañana.
>
> *Él no quiere que pienses que disfrutará de sí mismo sin ti. Eso ocurrirá, inevitablemente.*
>
> ...Él se masturba, a pesar de que tiene relaciones sexuales regularmente.
>
> *Los hombres necesitan cambiar el aceite. Más en algunas semanas que en otras. No te ofendas.*

- "Un hombre necesita un poco de espacio, algo de tiempo para sí mismo, con sus amigos, lejos de su esposa o de su novia", afirma Keith, de 38 años. "Eso no significa que no te ame, pero no es saludable que esté contigo todo el tiempo."

- "Las mujeres no comprenden el valor de la soledad. Si yo quiero salir a beber con mis amigos, ella debe comprender que eso es saludable", dice Jonathan, de 23 años.

- "No creo que las mujeres consideren que el tiempo para los amigos constituye una oportunidad para dejar escapar algo de la presión. Ellas lo ven como si su novio estuviera actuando más libremente, y les hace sentir nerivosas el hecho de pensar que ellos van a disfrutar tanto del tiempo con sus amigos que quizá no regresen a la relación", afirma Eddie, de 34 años.

La manera más segura de ahuyentar a un hombre es agobiarlo. La lógica señala que la manera más segura de mantenerlo en la relación es darle un poco de espacio para que corra.

## ¿Por qué preferiría un hombre ir a jugar golf que pasar la mañana en la cama conmigo?

¿Qué pasa con el golf? ¿Por qué? ¿Cuál es el atractivo? ¿Y de qué diablos hablan ustedes a lo largo de cinco horas?

¿Sabes de qué hablan? De ti. Sólo estoy bromeando. Los hombres hablan de tres cosas cuando se encuentran en el campo de golf: del mejor tiro que han hecho jamás, del mejor tiro que casi hicieron, y del mejor tiro que harán en el futuro. "Necesitamos pasar tiempo con otros hombres y somos competitivos, por lo que necesitamos un canal para lograrlo", afirma Seth, de 30 años. Considera por ejemplo a Garry, de 39 años, quien juega al golf una vez al mes. "Voy al golf con tres amigos, y generalmente hablamos de golf o de deportes", dice. "Pero si uno de ellos tiene un problema en casa, lo mencionará, nos burlaremos de él, y luego volveremos a hablar de golf. Es un lugar seguro si alguno de nosotros quiere hablar de sus problemas. El campo de golf es un buen lugar para deshacernos de ellos y luego olvidarlos por un rato."

## ¿Por qué no puedo acompañarlo cuando va con sus amigos?

Mi esposo tiene una reunión de ex compañeros de la universidad dentro de unas semanas, y me ha dado a entender que le gustaría ir solo. Yo conozco a sus amigos de la universidad y todos ellos son hombres buenos, que tienen relaciones estables o están casados, así que no creo que vayan a hacer algo totalmente estúpido, pero la reunión tiene ese tinte como de solteros, toda vez que yo he sido relativamente marginada de la fiesta. Él siempre ha sido bueno y me ha incluido en todo, así que esto me parece realmente extraño. ¿Debo estar preocupada de lo que va a hacer? No quiero que haga algo que pueda arruinar nuestra relación.

Para muchos hombres, la universidad es el oasis en el desierto de la aburrición; fue el tiempo en que descubrieron la cerveza, a las mujeres, y que podían jugar al fútbol hasta las tres de la mañana, despertar al mediodía, y salir en la televisión si se pintaban la letra "U" en el pecho. Los buenos tiempos. Tu marido no está tratando tanto de excluirte como de obtener un trago de agua. "Los hombres necesitan ser hombres, hacer cosas de hombres y estar con otros hombres", dice Rusty, de 30 años. "Tan sólo porque no queramos hacer todo contigo no significa que no queramos estar contigo. Hay una parte de nosotros que tú no puedes llenar.

> **Misterios masculinos**
>
> **64**
>
> por ciento de los hombres son felices al tener tiempo para sí mismos cuando sus esposas o novias tienen planes.

# ¿Qué es exactamente lo que él hace cuando sale con sus amigos?

Bien, esto es extraño. Mi novio y yo tenemos este trato: cada dos semanas tenemos una noche de "chicas" y "chicos"; él se va con sus amigos, yo me voy con mis amigas. Hace un par de semanas, mi grupo terminó en el mismo bar que el suyo, y cuando entramos, su grupo de cuatro o cinco hombres estaba conversando con dos o tres chicas muy guapas. Cuando me acerqué, mi novio estaba tranquilo; no era como si estuviera tratando de ocultar algo. Sin embargo, la escena completa me hizo sentir incómoda acerca de lo que estaba ocurriendo. Si esa es la manera en que se desarrolla la noche "con los chicos", entonces no es lo que yo tenía en mente. Yo tenía la impresión de que era sólo ir a beber cerveza, mirar deportes, cosas típicas de los hombres. Yo no sabía que era una noche para ir "de cacería". No estoy segura de que me guste si será de esa manera.

Rodney, de 34 años, ha estado casado por cinco años y su mejor amigo ha estado casado por 12 años. Una vez al mes se van a cenar y luego a beber. "Generalmente salimos a lugares muy animados. Todos son cinco o seis años más jóvenes, pero eso no importa", afirma. "No me siento realmente cómodo al hablar con extraños, pero mi amigo es muy bueno en eso de iniciar conversaciones, hacer que las mujeres se sienten con nosotros, y pasar un buen rato. Nada ocurre; simplemente nos divertimos." En los grupos numerosos de hombres, es natural que conocerán y platicarán con algunas mujeres. En esta situación, algunos hombres son los autores intelecutales, algunos son los cómplices, algunos tipos sólo están allí para ver qué ocurre, y algunos más no quieren saber nada acerca de los crímenes contra la

Misterios masculinos

**50** por ciento de los hombres afirma que visitar un *table dance* es una forma de engañar a sus esposas.

relación que pudieran tener lugar. Sin embargo, recuerda lo siguiente: sólo por el hecho de que salga con sus amigos no significa que vaya a engañarte; saber quién es él siempre es más importante que saber con quién está.

## Masculinidad dominada

### Lo que ya sabes acerca de los hombres

> **LA MUJER SE PREGUNTA:**
>
> Tenemos relaciones sexuales tres o cuatro veces por semana, y sin embargo todavía bromea delante de sus amigos acerca de que no tiene suficiente sexo. ¿Por qué lo hace?
>
> *No tengo idea. Al decir eso (¡delante de ti!) él tiene garantizado que la situación no mejorará.*

- Obtenemos más de nuestra interacción con nuestros amigos que palmadas, plática sobre deportes y los piropos obligatorios cuando pasan mujeres hermosas a nuestro lado. El tiempo con los amigos nos proporciona algunos momentos para salir de nuestras relaciones, y eso nos hace ser mejores en dichas relaciones.

- Tratar de derrotar a nuestros amigos en golf, basquetbol, natación, dardos, apuestas o cualquier otra competición, colma una necesidad que nunca podremos llenar contigo.

- La vida era buena a los 21. No era mejor, pero era buena. Los hombres a veces desearían tener 21 años, incluso cuando tienen 41.

---

### DILE ESTA NOCHE

La cosa más sexy que una mujer le ha dicho a Carlos, de 28 años:

## "¡Otra vez!"

La cosa más sexy que Kristin, de 31 años, le ha dicho a un hombre:

## "¿Por qué no te acuestas y me dejas hacerte lo que yo quiera?"

---

# CAPÍTULO 16

# ¿Qué piensa él de tu cuerpo?

El hombre de tu vida nunca te diría esto a la cara. Pero los 2 500 hombres de este libro no tienen tanta vergüenza.

PREGUNTA: Muchachos, ¿qué tan frecuentemente tienen fantasías con otra mujer mientras mantienen una relación?

| | |
|---|---|
| Todos los días | 13 por ciento |
| Una vez a la semana | 10 por ciento |
| Una vez al mes | 4 por ciento |
| De vez en cuando | 54 por ciento |
| Nunca | 21 por ciento |

Hace dos años, Patrick, de 32 años, sargento de policía que vive en Colorado, estaba preparándose para salir una noche con su esposa, Lori. Ella se estaba vistiendo e hizo algún comentario acerca de lo molesta que estaba porque sus pantalones ya no le quedaban. "Entonces se dejó llevar por su condición de tener más peso, no podía creer que hubiera ganado 10 kilos desde que nos habíamos casado, se sentía frustrada de que no podía perder peso, y comenzó a referirse a sí misma como una esposa gorda", dice Patrick. "¿Qué se supone que debo decir? Por ningún motivo iba a decirle que su peso me molestaba."

Así que Patrick respondió lo que se suponía que debía responder, con un torrente constante de respuestas que reafirmaron que los juicios superficiales no tenían cabida en su matrimonio. "Desde luego, yo preferiría que tuviera el mismo peso que tenía cuando nos casamos, pero le dije que la amaba, que todavía la consideraba sexy, que a mí no me importaba, lo cual es la verdad, pero quizá ligeramente endulzada."

La verdad es que sí nos importa.

"No le creas a un hombre que te dice que no le interesa tu apariencia física, o esos cinco kilos que has subido de peso", dice Trent, de 35 años. "Algunos hombres tratan de ser amables y no herir los sentimientos de la mujer, pero todos tenemos en alta estima un cuerpo sexy. Todos los hombres podemos distinguir un cuerpo sexy, y le damos mucho valor."

Sin embargo, quizá no nos importa tanto como tú piensas, o por las razones que tu pudieras pensar. Analicemos los hechos: una tercera parte de los hombres afirmaron que critican en secreto el cuerpo de su pareja mientras hacen el amor, y una tercera parte admitieron que no están satisfechos con el peso de su pareja. Pero hay mucho más en esta historia, además de algunos hombres que someten a sus mujeres a estándares injustos, de tener curvas en algunas áreas y ser planas en otras. Nos importa tu cuerpo simplemente porque

---

**¡DI ESTO, NO AQUELLO!**

DI ESTO: *¿Cómo me veo?*

NO DIGAS: *¿Te parece que me veo gorda?*

PORQUE: *Él no pensará en ello hasta que lo menciones.*

..............................

DI ESTO: *Eres sexy.*

NO DIGAS: *¿Todavía te parezco sexy?*

PORQUE: *La mejor manera de obtener el cumplido que deseas escuchar consiste en darle uno a él.*

..............................

DI ESTO: *Hacer el amor en la obscuridad me hace sentir como un animal.*

NO DIGAS: *¡No enciendas las luces! No quiero que veas mi celulitis.*

PORQUE: *Llamar la atención sobre los problemas de imagen de tu cuerpo no te hará sentir ni lo hará sentir más excitado.*

los mejores cuerpos nos excitan más. (¿Qué te parece esa verdad sencilla acerca de la testosterona?) Existe otra razón, también; y tiene que ver más con lo que tú haces con tu cuerpo que con lo que nosotros hacemos con él. Mientras mejor te sientas acerca de tu cuerpo, más harás con los nuestros.

- "Mi esposa ha estado a dieta, y cuando finalmente alcanzó el peso que se había propuesto, perdió muchas inhibiciones acerca de su cuerpo. El día que logró su meta, estaba esperándome, vestida con un pequeño vestido negro, con velas por toda la casa, y tuvimos el sexo más maravilloso cuando entré por la puerta", dice Randall, de 39 años.
- "Mi esposa es magnífica al hacer el amor. Tiene un cuerpo maravilloso y disfruta del sexo. Mi ex esposa también tenía muy buen cuerpo, pero no tenía confianza sobre el mismo, y no 'hacía mucho' durante nuestras relaciones sexuales. No creo que lo disfrutara, así que no hacíamos el amor muy a menudo", dice Jim, de 43 años.
- "El mejor sexo tuvo lugar con una mujer que conocí durante un viaje en bicicleta. Ella estaba tan en forma como yo, y era maravilloso tocarla. Tenía el cuerpo más firme que había conocido en mi vida," dice Joel, de 23 años.

¿Nos gusta tu cuerpo por razones de placer personal? Desde luego. Pero también nos importa la manera en que lo usas, tanto como si deseas hacer alarde de él. De hecho, obtenemos más placer físico —directa o indirectamente— cuando tu cuerpo está en su mejor punto y, lo que es más importante, cuando la manera en que piensas acerca de él es todavía mejor.

# ¿Por qué a los hombres les gusta dejar la luz encendida?

Yo soy tímida en la cama. Lo siento. Yo sé que mi esposo probablemente se siente frustrado, pero a mí simplemente no me gustan las luces, y no me gusta estar desnuda. No se trata de que mi cuerpo sea desagradable, excepto por el hecho de que mi trasero es más grande de lo que me gustaría. ¿Por qué él lo tiene que ver?

"A los hombres les exicta la manera en que te ves. Esa es la forma en que echas a andar la máquina", dice Harry, de 29 años. Pero no confundas nuestro amor, nuestro aprecio y nuestra lujuria por tu cuerpo como un mensaje de que nuestros ojos son los medios principales de los que derivamos el placer. ¿No quieres las luces? Muy bien. ¿Quieres conservar algunas prendas de ropa? De acuerdo. ¿Quieres que ignore ciertas áreas de tu cuerpo porque no te gusta su aspecto? Dinos lo que piensas. En lo que se refiere al sexo, tu comodidad será nuestro placer. "Yo sólo quiero que mi novia me monte, lo cual no le gusta hacer, porque está preocupada debido a que piensa que está gorda", dice Derek, de 27 años. "Yo prefiero que no tenga inhibiciones y practique todas las formas de sexo, a que tenga el mejor cuerpo del mundo y sólo se acueste." En otras palabras, si necesitas que ciertas cosas estén bien tan sólo para sentirte cómoda, eso está bien. Pero entonces sigue adelante y siéntete cómoda, ¡y déjanos tener sexo!

> **Misterios masculinos**
>
> **43**
>
> por ciento de los hombres piensa que es más sexy que la mujer conserve una prenda de ropa durante el sexo que cuando está completamente desnuda (las tres prendas más populares son la ropa interior tipo *teddy*, las medias y los zapatos de tacón.

## ¿Por qué no me ayuda a perder peso?

He sido sincera con mi marido acerca del hecho de que no estoy contenta con mi cuerpo; me gustaría perder algo de peso, me gustaría deshacerme del peso que gané después de mi embarazo, me gustaría comenzar a comer mejor, y todo eso. Sin embargo, él no me apoya. No quiere hablar de ello, no quiere ir al gimnasio conmigo (a pesar de que él mismo podría perder algunos kilos) y ni siquiera trata de alentarme. Estoy segura de que él sería feliz si yo pudiera bajar un par de tallas, ¿por qué no me ayuda?

---

**QUÉ SIGNIFICA CUANDO...**

...Él conoce la trama de los programas de televisión *Laguna Beach, Real World, y 8th & Ocean.*

*Esa es la manera aceptable (aunque marginal) de mirar a chicas en bikini.*

...Él apaga las luces para hacer el amor.

*No se trata de que él no quiera ver tu cuerpo (¡Él quiere! ¡Él quiere!). Simplemente se siente raro al estar contigo con todas las luces encendidas. El mejor escenario es con luces tenues y suaves.*

...Él dice que le gusta tu corte de pelo.

*Le gusta más el cabello largo.*

---

Porque hablar contigo acerca de tu peso es como caminar por la jaula de un león con un traje hecho de carne de res. "Cuando mi esposa se puso a dieta recientemente, yo comencé por apoyarla y ayudarla, y traté de decirle cosas que yo he leído acerca de nutrición y ejercicio", señala Louis, de 44 años. "Después de cierto tiempo, sentí que yo me estaba comportando más como un entrenador que como un marido, y sentí que estaba siendo condescendiente. Toma, haz esto, intenta aquello. Ella nunca dijo que le molestara, pero yo me sentía realmente incómodo al hablar del tema." Considero que tu marido se está protegiendo porque no quiere que

**Misterios masculinos**

**58**

por ciento de los hombres afirma que la inteligencia de la mujer es más sexy que un cuerpo bello.

LA MUJER SE PREGUNTA:

¿Por qué nunca nota que traigo un nuevo corte de pelo, o incluso un cambio importante en el tinte? ¿No me mira?

*No se trata de que él no se dé cuenta. Lo que ocurre es que tú le diste cuatro segundos y medio para decir que lo ha notado antes de preguntarle por qué no advirtió el cambio, y luego decirle a tus amigas que no puedes creer que no lo haya notado. Dale un poco de tiempo para digerirlo; él te dará el cumplido que te mereces.*

tú pienses que no está contento con tu cuerpo, que te llama la atención acerca del mismo, o que te ama menos porque necesitas perder peso. Imagino que eso no quiere decir que él no quiere darte lo que tú quieres; sólo que está temeroso de que lo que tú dices querer no sea lo que realmente quieres.

## ¿Qué piensan los hombres acerca de la cirugía estética?

Tengo 39 años y las cosas no tienen el aspecto que solían tener. No estoy gorda, pero me gustaría hacer algunos pequeños ajustes. Me gustaría operarme los senos y quizá practicarme un poco de liposucción en mi abdomen. Le he mencionado esto a mi marido y pensé que estaría a favor de que lo hiciera, pero no se entusiasmó ante la idea, incluso dijo que pensaba que todo eso era un desperdicio de dinero. Estoy contenta de que él esté satisfecho con mi cuerpo, pero ¿por qué no me apoya si sabe que me haría sentir más feliz con mi cuerpo?

Los hombres, como sabes, pueden ser más protectores que una mamá ganso. A pesar de que le beneficiarían tus nuevos ajustes y adelgazamientos, él sabe que los cientos de hombres que te ven todos los días también obtendrían alguna clase de beneficio. "Mi esposa se hizo algunas cosas y definitivamente se siente mejor, pero yo diría que casi adoptó una postura arrogante acerca de su aspecto físico. Se pavonea, es más presuntuosa", dice Joseph, de 37 años, cuya esposa se implantó senos y se hizo cirugía para adelgazar. "Las cirugías no sólo cambiaron su cuerpo. La cambiaron a ella. La mayoría de los hombres se sienten más felices cuando sus mujeres se ven mejor y se sienten mejor; sólo tienen temor al cambio, incluso si es para mejorar.

## Masculinidad dominada

Lo que ya sabes acerca de los hombres

- Tú cuerpo tiene que ver con el sentimiento: cómo te sientes con él, y qué tan frecuentemente podemos tocarlo.

- Pocas cosas en la vida nos proporcionan más placer que ver, tocar y entrelazarnos con tu cuerpo.

- Si quieres una respuesta honesta acerca de la forma en que se ve tu cuerpo, acude a un entrenador, a un doctor, o a un *reality* de televisión. Nosotros podemos tener una opinión, pero el día que te digamos que no te ves "fantástica" será porque nos hemos vuelto locos.

---

### DILE ESTA NOCHE

La cosa más sexy que una mujer le ha dicho a Bobby, de 24 años:

### "Muchachote."

La cosa más sexy que Suzy, de 33 años, le ha dicho a un hombre:

### "Todo lo que tengo puesto es el radio."

---

Para él no se trata de elegir entre tú y su altero de carpetas de papel manila. (¿Alguna vez has visto una carpeta de papel manila en tacones?) "Mi esposa piensa que si paso más tiempo en el trabajo, entonces estoy dando prioridad a mi trabajo", dice Conner, de 30 años. "Para mí, no se trata de una situación en que deba elegir. Yo espero que mi esposa comprenda la presión que tengo en el trabajo, y considero que ella debe apreciar que necesito tener éxito para ganar más dinero, con el fin de que podamos tener una buena vida." Muchos hombres no pueden dejar de lado el trabajo, porque están temerosos de que cuando se detengan, también se detendrá todo lo demás.

## ¿Debo estar preocupada si mi novio no puede comprometerse en su empleo?

He estado saliendo con mi novio por cuatro años, y en ese tiempo ha tenido cinco —no, seis— empleos diferentes. Es cierto que todos ellos forman parte de una misma disciplina (él trabaja con computadoras), pero cambia de compañías mucho más de lo que yo considero normal para un hombre de 33 años. Este es el patrón usual: obtiene un empleo, afirma que lo adora por unos meses, luego se queja de que lo tratan de manera injusta y tiene que abandonarlo.

Yo estoy a favor de realizar cambios, pero algo parece no estar bien. ¿Estoy preocupándome demasiado al respecto?

Yo no soy su psiquiatra, y no puedo juzgar a un hombre que busca oportunidades para avanzar en su carrera. Sin embargo, al igual que tú, soy escéptico. Me pregunto quién es la persona que no está feliz en realidad: si tu novio, o la gente para quien trabaja. Aun-

**Misterios masculinos**

**8**

por ciento de los hombres afirma que, después de la personalidad, es el dinero lo que define su carácter.

que es cierto que algunos hombres se atrincheran y otros tratan de escalar en el trabajo, la pregunta que debes tratar de responder —porque esto afecta su relación contigo— es si él está tratando de perseguir algo o si está tratando de escapar de algo.

## ¿Por qué no puede dedicar el mismo esfuerzo a nuestra vida en el hogar que el que dedica a su vida laboral?

La otra noche mi esposo trató de resanar una hendidura que tenemos en la pared. Para no contar una historia larga, lo parchó y lo dejó, para decirlo con suavidad, hecho una mierda. Yo me enojé mucho por el hecho de que no haya hecho un esfuerzo mayor y le dije que me parecía gracioso que pudiera trabajar tan duro y ser la estrella de la compañía, pero que tratara de tomar un atajo en lo que se refiere a hacer cosas como ésta. Él lo negó, dijo que pasó tiempo trabajando en él, y que simplemente no le quedó bien. Sin embargo, le he visto hacer esto antes. Él dedica tiempo a ser perfecto en su empleo, pero no en lo que se refiere a arreglar cosas en la casa. ¿Qué ocurre al respecto?

**Misterios masculinos**

**63**

por ciento de los hombres afirma que es sexy salir con una mujer que gana más dinero que ellos.

Eso se debe a que su audiencia en el trabajo podría llenar un estadio pequeño. Su audiencia en el hogar eres tú. Él da por sentado (obviamente de manera equivocada) que tú aceptarás algunas fallas e imperfecciones, pero en el trabajo nadie lo hará. "Mi esposa me acusa de hacer las cosas de prisa en la casa. 'Tú nunca harías eso en tu trabajo', me dice", afirma Xavier, de 30 años. "Creo que no puedo negarlo, pero no lo hago de manera malintencionada. Para ser honesto, no tengo energía para desarrollar un juego perfecto todo el tiempo tanto en el trabajo como en el hogar."

## Masculinidad dominada

Lo que ya sabes acerca de los hombres

- Trabajamos para satisfacer muchas necesidades básicas; el ego se distingue como una de ellas.

- Para subir por la escalera, sentimos que debemos trepar tres peldaños en cada ocasión. Si no atinamos el paso, tenemos miedo de que todo se venga abajo y que tengamos que comenzar otra vez.

- Nos sentimos culpables de tener que trabajar en el tiempo que supuestamente debemos pasar juntos. Si puedes esperar para enfrentarte a nosotros hasta que termine el periodo de estrés, entonces podemos hablar sobre la necesidad de encontrar la forma de separar el tiempo del trabajo y el tiempo del hogar para que seamos felices los dos.

---

### DILE ESTA NOCHE

La cosa más sexy que una mujer le ha dicho a Cam, de 30 años:

**"No llevo puesta ropa interior."**

La cosa más sexy que Alexis, de 28 años, le ha dicho a un hombre:

**"Tú eres el hombre con el que sueño hacer el amor cada día, por el resto de nuestras vidas."**

---

# CAPÍTULO 18

# ¿Qué significa en realidad la frase de presentación de un hombre?

**Cómo distinguir a un buen hombre con una mala frase de presentación de un mal hombre con una buena frase inicial, ¡y comenzar con el pie derecho para variar!**

PREGUNTA: Caballeros, ¿sobre qué mentirían en la primera cita? (Los entrevistados podían escoger más de una respuesta.)

Que estoy interesado en otras cosas, no sólo en sexo ..... 58 por ciento

Mis ingresos ....................................................... 35 por ciento

Mi disposición para el compromiso ...................……..... 34 por ciento

Mi estado civil ............................................……..... 20 por ciento

Otro ........................……...........................…….…. 20 por ciento

Allí estás. Podemos verte. Allí. Sí, vemos la manera nerviosa en que haces correr tus dedos por tu cabello, vemos la manera en que tus ojos ríen cuando tu amiga te cuenta un chiste, te vemos con tu escote que envía impulsos eléctricos que bajan de nuestros cerebros hasta cada uno de nuestros miembros. Desde el momento en que advertimos tu presencia, sabemos que preferiríamos estar hablando contigo que mirándote. ¿El único problema? El puente que se extiende entre tú y yo es endeble, no tiene pasamanos, y hay sólo un paso para caer y estrellarnos ante el público de manera humillante.

Y eso hace que el viaje entre tú y yo sea la travesía que dudamos realizar. ¿Lo ves?

- "Para decirlo de manera sencilla, tenemos miedo al rechazo, sin importar cuánto pretendamos que no nos importa", dice Brad, de 29 años.

- "La mayoría de los hombres carecen de confianza en sí mismos cuando se acercan a una mujer hermosa, incluso si el sexo no está en su mente desde el primer momento", dice Jeffrey, de 31 años.

- "Yo salgo con mis amigos a los bares, pero lo juro, cada vez que me decido a hablar con una mujer, siento que estoy otra vez en las pequeñas ligas de beisbol y que alguien me está lanzando la pelota. Yo no sé si la pelota me va a pegar, si voy a tirarle un batazo y fallar, o si realmente voy a pegar un imparable", dice Zach, de 24 años.

- "En ocasiones queremos que nos persigan. La cosa más sexy del mundo es una chica que coquetea contigo", afirma Craig, de 30 años.

- "Los hombres están aterrados ante la idea del rechazo. Yo pre-

---

**¡Di esto, no aquello!**

Di esto: *Deberíamos salir.*

No digas: *¿Piensas hacer algo interesante este fin de semana?*

Porque: *La mayoría de los hombres son demasiado humildes para pensar que cualquier otra cosa que una petición directa pueda ser una invitación a acercarte.*

Di esto: *¿Qué clase de cosas te interesan?*

No digas: *¿Qué haces para ganarte la vida?*

Porque: *Tú estás interesada en las cosas que le apasionan, no en su sueldo.*

Di esto: *¿Deberíamos ir a un lugar privado?*

No digas: *Silencio.*

Porque: *Los hombres se preocupan de aproximarse demasiado rápido y demasiado temprano, así que si deseas que las cosas vayan más allá, dilo de manera clara.*

Di esto: *Eres muy bueno besando.*

No digas: *Silencio.*

Porque: *Un poco de aliento le hará sentir mucho más confiado, lo que se traduce en una mejor experiencia para ti.*

feriría sufrir en soledad para siempre que arriesgarme a que me desprecien", dice Oliver, de 34 años.

Aunque por una parte existen hombres que tienen el encanto, el carisma y la confianza de hablar con quien sea en cualquier momento y en cualquier lugar (o al menos que aparentan tener el encanto, el carisma y la confianza en sí mismos), hay muchos más de nosotros que preferiríamos someternos a escuchar miles de canciones de Enya que acercarnos a una desconocida (especialmente si se encuentra entre un grupo de amigas.)

Esto se debe a que muy pocas situaciones en nuestras vidas presentan un riesgo tan poderoso de que experimentemos el rechazo.

---

### Qué significa cuando

...Él se encuentra solo en el bar.

*Él está cómodo al estar a solas en el bar, pero quizá no está muy cómodo al estar a solas en la vida.*

...Él se ofrece a cocinar la cena en la tercera cita.

*Tiene habilidades en la vida (para demostrarte que sería un buen compañero), tiene un lugar limpio (para demostrarte que sería un buen compañero) y tiene sábanas finas (en caso de que quieras tener un compañero).*

...Él toma tu teléfono celular y programa su número.

*Te está retando a que le mandes un mensaje en las próximas 24 horas. ¿Se te antoja una relación que parece un juego de ajedrez?*

---

Jeff, de 24 años, quien diseña sistemas de estéreo para el hogar, estaba en un restaurante cuando se encontró con una mujer que había conocido brevemente por medio de uno de sus amigos del trabajo. Hablaron por unos minutos, mientras ella se disponía a marcharse. "No sé qué fue, pero algo pareció hacer click, así que decidí que iba a llamarla", afirma. "Dos días más tarde la llamé y salimos juntos. Nueve meses después aún salimos, pero nunca le dije que me tomó una hora caminar de un lado a otro y planificar lo que iba a decirle antes de que me atreviera a llamarle por teléfono la primera vez. Yo sé que parece como de preparatoria, pero estaba más nervioso que nunca antes al hablarle a una mujer,

> **LA MUJER SE PREGUNTA:**
>
> Cuando él mira el espejo mientras hacemos el amor, parece más interesado en observarse que en observarme. Explícalo.
>
> *Una aclaración: él no se está mirando a sí mismo. Está mirando lo que tú le estás haciendo.*

porque yo sabía qué agradable era ella, y no quería echarlo todo a perder."

Jeff sintió que tenía la luz verde porque ellos de alguna manera se conocían, por lo que la situación se vuelve más incómoda que la ropa interior de ayer cuando se trata de una persona que no conocemos en absoluto. Charles, de 34 años, fiscal del estado, afirma que carece totalmente de confianza al acercarse a una mujer que no conoce. "Soy soltero, tengo un buen empleo, me veo decentemente según pienso, y no es que no tenga la costumbre de hablar con la gente. Pero siempre hay algo que me impide hacer el primer movimiento para acercarme a una mujer", dice Charles. "Me siento afectado y forzado cuando trato de aproximarme a ellas por vez primera. Me pregunto cuántas oportunidades he echado a perder porque soy un cobarde en lo que se refiere a hacer el primer movimiento."

La misma pregunta debes formularte: ¿Cuántas oportunidades has perdido porque el tipo era demasiado cobarde para dar el primer paso? ¿Tienes la culpa? Quizá. Tú puedes ayudarnos a cruzar ese puente quebradizo, al recordar que somos tan malos como el puré de papas de un soltero en lo que se refiere a nuestra aproximación inicial. Danos una o dos señales que dejen claro que estás poniendo un pasamanos y que atravezar el puente es seguro. (La sonrisa funciona maravillosamente.) Mejor aún, cruza a nuestro lado del puente antes de que tengamos incluso la oportunidad de ir al tuyo.

# ¿Por qué no se atreve a dar el primer paso?

Me gusta un hombre del trabajo: es inteligente, divertido, no se toma a sí mismo demasiado en serio. Yo sé que rompió con su novia hace unos meses. Yo soy soltera y no me importaría juntarme con él, pero definitivamente no voy a dar el primer paso al invitarlo a salir. Considero que le he estado enviando señales, al detenerme en su oficina un poco más de lo usual, al invitarlo a almorzar con algunos de los colaboradores de mi departamento. Él parece estar interesado, pero no ha hecho nada al respecto. ¿No le es posible darse cuenta de que estoy interesada?

Algunos hombres son más gruesos que los lentes del actor Steve Urkel. Sin importar qué tan experimentados sean, los hombres tratan de entender las señales, pero a menudo se confunden. En tu caso, es posible que vea las señales y trate de decidir los pros y contras de salir con una colaboradora, o puede ser que ya esté enredado con Sarah, del departamento de ventas. En cualquier caso, parece que eres tan clara como el espejo de un baño al vapor. Sí, nos encanta coquetear, pero también nos gusta que las mujeres ataquen primero. "En mi vida he tenido sólo tres mujeres que tuvieron los suficientes pantalones para invitarme a salir", relata Kyle, de 30 años. "Tengo que decirte, sin importar si yo estaba o no interesado en ellas, creo que es lo más exitante para un hombre, que una mujer coquetee, hable y sea la primera en comenzar la conversación. Además de eliminar la presión que tenemos, es muy impresionante cuando una mujer hace algo que nosotros no podemos hacer."

## ¿Qué hace que una mujer sea accesible para un hombre?

Cuando salgo, yo sé lo que me gusta cuando veo a un hombre. Observo su apariencia física, la forma en que se viste y cómo se comporta. Sin embargo, tengo la curiosidad de saber si un hombre repasa la misma lista mentalmente. ¿Qué busca un hombre en el momento en que se decide a acercarse a una mujer? Quiero decir, además del aspecto físico. Supongamos que el lugar está repleto de mujeres hermosas. ¿Cómo decide un hombre a quién le va a hablar?

**Misterios masculinos**

**33**

por ciento de los hombres afirma que disfrutan más de las citas que del matrimonio.

Es imposible saberlo. Al principio, un hombre es como una computadora de la NASA; recoge inmediatamente toda la información acerca del aspecto físico y el ambiente en general, luego la procesa más rápido de lo que tú puedes ordenar otro *appletini*. A continuación se convierte en una tripulación de exploración. Observa. Y observa. Y piensa. Vuelve a pensar. Y observa. Y le pregunta a sus amigos qué piensan. Y observa. A menudo se va a casa solo porque ha pasado tanto tiempo preparando el gran momento que lo ha dejado escapar. Sin duda, su radar te habrá detectado, pero pasará un poco de tiempo antes de que se decida a intentarlo.

## ¿Qué pasa con las frases iniciales cursis?

Este hombre se acercó a mí en el bar, me miró de arriba abajo y me preguntó si me dolía, porque yo debía haber caído del cielo. Por favor. No hay nada —y quiero decir, nada— que me impresione acerca de un tipo que utiliza una frase inicial tomada de una película cursi. ¿Por qué puede pensar cualquier hombre que esa clase de frases va a impresionar a una mujer?

Me gustaría poder decírtelo, porque utilizar una frase prefabricada es como usar una cuchara de plástico en una pelea de puñales. Pero he aquí lo que ocurre. Un hombre que se acerca a ti de manera espontánea tiene cerca de siete segundos para evaluar si vas a voltear a mirarlo o si te vas a alejar de él. Muchos hombres no piensan que tienen el arsenal verbal para ganarte con menos de 25 palabras, así que recurren a cualquier frase inicial que pueden encontrar. "Mis amigas mujeres siempre me dicen que las frases iniciales son las peores, pero he hablado con muchas mujeres después de utilizarlas. Creo que se debe a que, de hecho, se ríen de esas frases, que son tan malas", dice Jerry, de 23 años.

Sabemos cuáles son las cosas que debemos hacer para obtener tu atención —formular preguntas, comenzar una conversación natural— pero si tú deseas que demos el primer paso, tienes que darnos algo que no tenemos: un poco de tiempo para decir uno o dos párrafos.

## Masculinidad dominada

### Lo que ya sabes acerca de los hombres

- Es posible que nos mostremos confiados cuando nos acercamos a ti. La verdad es que nuestro estómago se retuerce más rápido que una máquina lavadora de ropa fuera de equilibrio.

- Para nosotros, tú eres como el basquetbolista Shaq. Tú tienes la habilidad de bloquear cualquier tiro a la canasta que intentemos. Antes de que lo bloquees en nuestra cara, déjanos siquiera acercarnos. Te agradeceremos que nos dejes al menos ver dónde está la canasta.

- Esperaremos más de lo que imaginas para dar el primer paso. Eso significa que consideramos que está bien que tú des el primer paso.

> ## DILE ESTA NOCHE
>
> La cosa más sexy que una mujer le ha dicho a Justin, de 29 años:
>
> ### "Gracias."
>
> La cosa más sexy que Amelia, de 28 años, le ha dicho a un hombre:
>
> ### "Esa ropa se te ve muy bien, pero preferiría verte desnudo."

# CAPÍTULO 19

# ¿Cómo puedo lograr que él preste atención a los juegos previos al sexo?

Algunos trucos sencillos para hacer que se calme, y que tú te aceleres.

PREGUNTA: Muchachos, ¿qué les gustaría cambiar de su vida sexual?

Más sexo ...........................................……........ 20 por ciento

Sesiones de sexo más largas, más escarceos ……........... 15 por ciento

Más y/o mejor sexo oral ....................................…….... 9 por ciento

Más pasión con la pareja ...…..............................……..… 6 por ciento

Ustedes conocen el lugar común: las mujeres son como hogueras, los hombres son como lanzafuegos. Las mujeres desean que el fuego arda lentamente y durante mucho tiempo; los hombres quieren atacar rápidamente. Los hombres desean golpear y huir. Adentro y afuera. Bum, bum. Pero si realmente quiere usted que le agradezcamos, señora, entonces debe saber esto: la experiencia masculina del sexo no consiste en esos pocos minutos entre el momento en que él invade tu santuario y el momento en que libera a sus "rebeldes". Los hombres también están interesados en lo que ocurre en los oídos, labios, lengua, y cualquier otra parte de tu cuerpo que les ofrezcas como aperitivo.

¿Nos gusta el sexo rápido? Sí, desde luego que nos gusta. Y nos gusta por la misma razón por la que nos gustan los burritos de microondas: porque nos permiten satisfacer la necesidad en aproximadamente la misma cantidad de tiempo que nos tomaría, por ejemplo, jugar a las vencidas con Ryan Seacrest. Sin embargo, los encuentros sexuales apresurados generalmente implican mucho más que sólo los aspectos de bajar y subir la bragueta.

Doug, de 26 años, asistente financiero en Vermont, ha estado con su novia casi un año. Él afirma que el sexo más memorable tiene lugar cuando se parece a una carrera de autos: cuando se trata de ver qué tan rápido puede ir de cero a cien kilómetros por hora. "No tenemos sexo rápido muy frecuentemente, pero cuando ocurre, es porque tenemos que ir a alguna parte o porque estamos tratando de escaparnos. Al principio de nuestra relación hicimos el amor en el baño en una fiesta, y fue muy bueno porque fue rápido y arriesgado."

En el caso de los hombres que desean tener sexo rápido en otras ocasiones, hay algo más que está ocurriendo: estamos buscando alivio inmediato al estrés.

"Hay ocasiones en que realmente siento que necesito tener sexo, tan sólo por el alivio físico, y no estoy se-

---

## ¡DI ESTO, NO AQUELLO!

DI ESTO: *Vamos a bajar la velocidad. Quiero disfrutar de cada segundo.*

NO DIGAS: *¡Necesito más escarceos!*

PORQUE: *Ladrar órdenes en la cama no es sexy, a menos que les interese el sadomasoquismo.*

.................................

DI ESTO: *Avísame cuando te estés acercando al orgasmo.*

NO DIGAS: *¡No te vengas todavía!*

PORQUE: *Será demasiado tarde.*

.................................

DI ESTO: *Oh, lo que acabas de hacer se sintió maravilloso. ¿Puedes hacerlo otra vez?*

NO DIGAS: *Silencio.*

PORQUE: *Decirle exactamente lo que está funcionando alimentará su ego y te hará obtener la clase de sexo que deseas.*

.................................

DI ESTO: *Este pequeño aparatito va a ayudarte a prevenir que tengas artritis cuando tengas 80 años.*

NO DIGAS: *¿Podemos usar mi vibrador? Funciona mucho mejor.*

PORQUE: *Él estará disponible en tanto no se sienta inferior.*

guro de que mi esposa comprende lo anterior", afirma Reed, propietario de un pequeño negocio, de 34 años. "Yo trabajo y me preocupo mucho acerca del trabajo, y el sexo es una de esas cosas que hace que mi mente se olvide de todo. Yo también deseo tener esa conexión con ella que acompaña al sexo, pero en ocasiones estoy tan atrapado en todas las cosas, que no me es posible tener esas largas sesiones que ambos disfrutamos."

Reed no es el único hombre al que le gusta el sexo rápido, pero también desea largas y lánguidas sesiones al hacer el amor. El 31 por ciento de los hombres afirman que las sesiones de escarceo previo

---

**Qué significa cuando...**

...Él hace todo lo que puede para que tú tengas un orgasmo antes que él.

*Aunque él disfruta al proporcionarte placer, la paciencia sexual para el hombre constituye una lucha biológica. Su cuerpo le está diciendo que se deje ir, pero su cerebro lo convence de que será recompensado generosamente si se contiene.*

...Él te pregunta si puede darte un masaje.

*Es mucho más sutil que pedirte que te quites la blusa.*

...Él te besa en el cuello.

*Él apoya la idea de que se desnuden en los próximos minutos.*

---

no son lo suficientemente largas, y si prestas atención a la manera en que algunos de los hombres de nuestra encuesta describen sus mejores experiencias sexuales, existe un tema común: mucha preparación, mucha anticipación, muchos escarceos, mucho juego de calentamiento, mucho sexo maravilloso que fue maravilloso por lo que ocurrió antes de las relaciones sexuales. ¿Te resulta familiar?

- "El mejor sexo que he tenido tuvo lugar cuando regresamos de un bar, después de una noche de escuchar música en vivo, beber y pasar tiempo con nuestros amigos", dice Gregory, de 23 años. "Pasamos toda la noche divirtiéndonos, y eso nos condujo a tener una experiencia que también fue sorprendente cuando llegamos a casa."

- "Mi mejor sexo: Hicimos pausas frecuentes y prolongamos la sesión, y mezclamos más jugueteos", afirma Alan, de 32 años. "Al final fue mejor que cualquier otra cosa que yo haya sentido jamás."

- "Yo me encontraba en un viaje de negocios con una colaboradora con quien había estado coqueteando durante un par de meses", relata Peter, de 37 años. "Nos llevábamos muy bien, pero nunca habíamos hecho nada. En ese viaje no pudimos dejar de tocarnos durante el día. Después de cenar terminamos en su habitación mirando una película, con una botella de vino. Una cosa condujo a la otra y a la mañana siguiente ella estaba desnuda y abrazada a mí."

> **LA MUJER SE PREGUNTA:**
>
> ¿Por qué piensa él que hacer el amor al son de una banda de rock pesado como AC/DC es romántico?
>
> *Su fantasía no siempre consiste en hacer el amor en la playa, con las baladas de Luther Vandross besando sus oídos. En ocasiones su fantasía es más estentórea. MINIFALDAS. NOCHES DE BORRACHERA. GOLPEA, GOLPEA CONTRA EL MURO. SUDOR RESBALADIZO. BOCAS ABIERTAS. SÍ, NENA. MÉCETE.*

Considero que los jugueteos previos le gustan a más hombres de los que tú piensas:

- "El jugueteo previo es maravilloso. Si tú lo hicieras durante más tiempo, también lo haríamos nosotros", dice Lyle, de 36 años.

- "Nos gusta que nos atiendan de vez en cuando. No sólo sexo oral, pero también en otras formas más sensuales.", señala Carlton, de 34 años.

- "Los hombres aman los escarceos, especialmente cuando la mujer actúa como si realmente se interesara en él", dice Keith, de 34 años.

Las mujeres en ocasiones olvidan que para los hombres la inminencia del sexo puede ser tan emocionante como el momento del clímax. Es posible que pienses que lo único que les importa a los hombres es cuánta atención se le presta a la zona de anotación, cuando en realidad nosotros deseamos jugar a lo largo de la cancha —y realmente queremos hacer lo mismo contigo.

## ¿Por qué no puedo mostrarme sentimental sin que él piense en hacer el amor?

Siempre que beso o abrazo a mi novio, él piensa que eso equivale a darle permiso para hacer el amor. Yo siento que no puedo siquiera ofrecerle un masaje porque creo que automáticamente da por sentado que tendremos sexo inmediatamente después. ¿Por qué espera hacer el amor cada vez que le muestro una señal física de afecto?

No estoy seguro de si él espera hacer el amor, o si él desea hacer el amor. Tú consideras que el contacto físico es una señal de afecto, pero para nosotros cualquier clase de contacto físico de manera consensual entre adultos equivale al disparo que se escucha antes de comenzar una carrera de caballos. Esa es la señal de que algo está por comenzar, y que nos encontramos en la puerta de salida, preparándonos para correr. "Mi esposa se quejó una vez de que no podía darme siquiera un abrazo sin que yo hiciera o dijera algo sucio", señala Fred, de 40 años, quien ha estado casado desde hace seis años. "Sin embargo, sinceramente, y yo sé que esto va a sonar extraño, me excito cuando nos tocamos, incluso si se supone que es de manera inocente." Quizá los hombres necesitan ser más sensibles y entender que no todas las nalgadas significan que tenemos luz verde para poner un disco de Barry White; sin embargo, es un hecho que nuestro motor siempre está en posición neutral, y si nos pones en movimiento, nuestro instinto nos lleva a pisar el pedal del acelerador.

## ¿Qué puedo hacer para sacarlo de la rutina sexual?

Cada vez que mi esposo y yo hacemos el amor, comenzamos de la misma manera. Nos desvestimos, y luego él me besa por uno o dos minutos. A continuación va hacia mis senos, me besa un poco en el punto caliente, y de inmediato espera que yo esté lista para hacer el amor. No es que sea malo, pero me gustaría que prestara atención a todo mi cuerpo. ¿Por qué le cuesta trabajo mezclar las cosas un poco y tomarse su tiempo?

**Misterios masculinos**

**50**

por ciento de los hombres afirma que son mejores en la cama que sus esposas o novias.

**24**

por ciento de los hombres se rehusaron a responder a esa pregunta.

Por una parte, él se está estimulando a sí mismo tanto como está tratando de estimularte (noticia de última hora: él se excita cuando toca tus senos). La otra razón es que ambos siguen un patrón de comportamiento sexual. Ustedes hacen el amor el mismo número de veces por semana, en ocasiones en el mismo día, y de la misma forma. Así que no debería ser una sorpresa que él siga el mismo patrón de "conectar los puntos" durante el escarceo. Sí, él necesita asumir la responsabilidad de darle variedad, pero tú también puedes tomar la batuta y dirigir a la orquesta. "El mejor sexo que he tenido con mi esposa surgió de la nada", afirma Lawrence, de 27 años, quien ha estado casado por dos años. "En una ocasión nos encontrábamos en el centro comercial, ella me besó y murmuró suavemente: 'Estoy realmente excitada', así que dejamos todo y salimos de allí. El jugueteo comenzó en el coche, y terminamos en una confusión de cuerpos desnudos y sudorosos en casa."

## Si un hombre obtiene sexo de manera regular, ¿por qué todavía necesita masturbarse?

Muy bien, mi novio, quien vive conmigo, necesita levantarse cerca de media hora antes que yo para ir al trabajo. La otra mañana se encontraba en la regadera; yo me levanté para ir al baño y lo sorprendí mientras se divertía por su propia cuenta. Yo sé que los hombres hacen eso, pero pensé que dado que hacemos el amor tres o cuatro veces a la semana (¡incluyendo la noche anterior!) no habría realmente necesidad de que él hiciera eso. Me pregunto qué tan frecuentemente lo hace, y por qué no he sido capaz de satisfacerle. ¿Qué hace que un hombre se masturbe, especialmente cuando se encuentra en una relación que incluye mucho sexo?

Trevor, de 32 años, ingeniero eléctrico que vive en California, afirma que tiene una buena vida sexual. Hace el amor dos veces a la semana y no tiene quejas. "Mi esposa es maravillosa, pero en ocasiones yo simplemente necesito hacerme cargo de las cosas por cuenta propia", dice. "Como cuando no puedo dormir, lo hago de manera silenciosa, y eso me ayuda a conciliar el sueño. Creo que las mujeres piensan que la masturbación es alguna clase de cosa ultra-secreta, como si hacerlo significara que no nos sentimos atraídos por las mujeres con quienes vivimos. Al menos en lo que a mí respecta, se trata más de aliviar la tensión que de ob-

**Misterios masculinos**

**71**

por ciento de los hombres desearía durar más durante la relación sexual.

tener satisfacción sexual." La verdad es que tu novio está completamente satisfecho contigo (especialmente si hacen el amor tres o cuatro veces a la semana, querida). Simplemente hay momentos en que se le antoja tener sexo rápido, así que él considera que ese es el camino más corto para lograr ese resultado. Tener una vida sexual saludable significa que él se encuentra muy acelerado desde el punto de vista sexual: mientras más hagan ustedes el amor, más excitado está, y más alivio necesita procurarse. A pesar de que existen muchas cosas que lo inspiran mientras lo hace (recuerdos, fantasías, tu copia de la revista Cosmo), él preferiría que tú estuvieras involucrada. En lo que se refiere a medir el grado de satisfacción, hacerlo por cuenta propia puede ser mejor que no hacerlo en absoluto, pero nunca supera el hacerlo contigo.

## Masculinidad dominada

Lo que ya sabes acerca de los hombres

- Podemos hacerlo en 30 segundos, pero generalmente preferimos que dure más de 30 minutos.

- Todos saben que la emoción de los momentos previos al Supertazón es casi siempre mejor que el juego mismo. En lo que se refiere al sexo, la emoción, el sentido de anticipación y la esperanza de que algo bueno ocurrirá es la segunda razón por la cual nos gusta tanto el escarceo previo tanto como el gran partido.

- Hacer el amor cumple muchos propósitos, incluyendo el fortalecimiento de la relación y el alivio a nuestra tensión acumulada.

## DILE ESTA NOCHE

La cosa más sexy que una mujer le ha dicho a Jake, de 36 años:

**"Tú eres lo mejor que he tenido."**

La cosa más sexy que Daniela, de 22 años, le ha dicho a un hombre:

**"¿Quieres ver mi tatuaje?"**

# Lo que los hombres desean que las mujeres sepan acerca del sexo

"Nos gusta, pero no se trata de lo más importante de nuestra existencia."

Terry, 30 años

"El sexo es un catalizador poderoso para una relación."

Nicholas, 27 años

"Nos encanta hacerlo tanto como podamos. Los hombres aman la forma del cuerpo de la mujer. Para mí, es una obra de arte. Me encanta tocarla y que me toque."

Vic, 37 años

"El sexo es la recompensa para el amor".

Benjamín, 34 años

"El apetito sexual de un hombre es en gran medida como su... apetito. El orgasmo para un hombre es como tres viajes a la cola del buffet. La mayoría de los hombres simplemente quieren cerrar los ojos y tomar una siesta. Algunos son lo suficientemente amables como para fingir que todavía desean ir a alguna parte a comer el postre. Creo que ese sería el equivalente masculino a fingir un orgasmo."

Dave, 30 años

"No todos los hombres desean hacer el amor a cada momento, no más que las mujeres desean lo mismo."

Andrew, 24 años

"Hagámoslo una vez más."

Neal, de 36 años

"Para los hombres, el sexo equivale a un cambio de aceite. Nos ponemos de mal humor si no lo obtenemos de manera regular."

AIDAN, 23 AÑOS

"No solamente lo hagas. Si vas a tener una relación verdadera con alguien, el sexo tiene que hacer que se unan más."

KARL, 31 AÑOS

"Un hombre desea en secreto que su pareja sea complacida. El placer propio de un hombre es la cereza en el pastel."

LARS, 37 AÑOS

"El sexo sin amor es divertido, pero el sexo con amor es mejor."

BILLY, 25 AÑOS

"Dedícate a ello."

BOB, DE 30 AÑOS

"Disfruta tu sexualidad y tu feminidad y demuéstralo. Sorpréndelo con una fotografía al desnudo de ti misma y colócala en su cartera. Dile en un correo electrónico lo que llevas puesto, o lo que no llevas puesto. Dile lo que te excita."

VINCENT, 28 AÑOS

"El sexo puede ser emocional, físico o espiritual, pero no necesariamente en el mismo momento y lugar."

MARC, 38 AÑOS

"El escarceo es lo que excita a los hombres."

LES, 42 AÑOS

"La variedad es buena, la intensidad es buena, el entusiasmo es mejor."

JESSE, 23 AÑOS

"Usa los dientes con libertad."

BRAD, 26 AÑOS

"Junto con tu ropa, despójate de tu coraza y de tus reglas."

CHUCK, 30 AÑOS

# CAPÍTULO 20

# ¿Qué asusta realmente a un hombre?

No ser un dios para nuestra esposa e hijos. He aquí la manera de ayudarlo a dominar su miedo al fracaso y lograr que se comprometa contigo.

PREGUNTA: Muchachos, ¿cuál fue el papel primario de su padre cuando crecían, y cuál es su papel como padre hoy en día?

El papel de su padre era ganar el pan ........................................ 49.7

El papel de su padre fue la disciplina ......................................... 24

El papel de su padre fue el de maestro ...................................... 15

El papel de su padre fue el de amigo .......................................... 11

Su papel como padre es ganar el pan .......................................... 20

Su papel como padre es la disciplina ........................................... 7

Su papel como padre es ser maestro ........................................... 42

Su papel como padre es ser amigo .............................................. 32

De acuerdo: nunca podremos saber qué se siente estar embarazada y dar a luz a una nueva generación. Y sabemos, en parte debido a esto, que las mamás son las reinas de la familia. No estaré en desacuerdo contigo: el trabajo de la mamá es más importante que cualquier otro. Quizá esa sea la razón por la que algunos de nosotros tenemos problemas en nuestro papel de padres; se nos ve constantemente como el "respaldo" en el equipo que forman padre y madre. De acuerdo, podemos enseñar a jugar futbol, construir triciclos y cargar a tres niños y una bolsa para la playa (todo con un brazo). Pero en lo que se refiere a las cosas importantes—las conversaciones y los elementos intangibles—las mamás cobran vida en el escenario, mientras que nosotros nos sumergimos en la fosa de la orquesta. Y no siempre nos gusta lo que vemos.

Alexander, de 39 años, un dentista que vive en Washington, se divorció cuando su hijo tenía ocho años. Actualmente se encuentra tratando de manera constante de obtener respeto en su relación con él. "No tengo idea de lo que mi ex esposa le dice a mi hijo acerca de mí, pero sé que no le está diciendo que soy un buen padre y que puedo enseñarle toda clase de cosas, así que cada vez que nos reunimos trato de consolidar mi posición como padre, en vez de que mi hijo me conozca por quien soy, y eso resulta frustrante."

El hecho de que estemos o no divorciados no es la cuestión. El hecho es que los papás se encuentran combatiendo constantemente con el "síndrome del papá estúpido" que se ve en los comerciales y los programas de comedia (gracias, señor Roma-

**DI ESTO:** *Vamos a decidir juntos cuáles son las reglas.*

**NO DIGAS:** *Necesito que me ayudes a hacer valer mis reglas.*

**PORQUE:** *Si le das la mitad del poder como padre, él asumirá la mitad de la responsabilidad.*

**DI ESTO:** *Tenemos que encontrar la manera de ganar más dinero.*

**NO DIGAS:** *Es tiempo de que pidas un aumento de sueldo.*

**PORQUE:** *Los días del proveedor masculino de facto han pasado.*

**DI ESTO:** *Tu padre puede enseñarte muchas cosas.*

**NO DIGAS:** *Tu padre piensa que él lo sabe todo.*

**PORQUE:** *Si quieres que tus hijos muestren respeto, pon el ejemplo.*

**DI ESTO:** *¿Qué significa "fuera de lugar"?*

**NO DIGAS:** *Los deportes son una pérdida de tiempo.*

**PORQUE:** *Nunca es demasiado tarde para convertirte en fanática del deporte.*

no). Podemos tolerar que se nos vea como la frase jocosa de cada chiste sobre un padre inepto, pero en realidad nos molesta la posibilidad de no desempeñar el papel de padre perfecto, más de lo que estamos dispuestos a aceptar.

"A mi hijo de cuatro años realmente le gusta que yo dibuje cosas para que él pueda iluminarlas, como un jugador de fútbol, o un animal, cosas sencillas", afirma Christian, de 32 años, quien reside en Mississippi. "En una ocasión me pidió que dibujara un mapache, así que traté de hacerlo y terminé dibujando algo borroso y sin forma. Era horrible, y mi hijo me dijo que yo era muy mal dibujante, y que su tío podía hacerlo mucho mejor que yo. No es una cosa que tenga gran importancia en el contexto de cosas mayores, pero esa fue la primera ocasión en que él dijo que yo hice algo mal. Y para decirte la verdad, cuando me comparó con mi hermano, fue como si yo recibiera un puñetazo en el estómago."

Y eso ocurre cada vez que un hijo nos cuestiona, nos reta, nos dice "eres un estúpido", o nos hace sentir muy pequeñitos en comparación con el promedio, en lo que se refiere a cumplir con nuestras obligaciones como papás.

---

**QUÉ SIGNIFICA CUANDO...**

...Él dirige el equipo deportivo de su hijo.

*No le digas que él está tratando de revivir sus días gloriosos por medio de su hijo. Él simplemente está tratando de que su hijo viva días gloriosos.*

...Él cambia de canal por más de 300 canales, en 12 ocasiones consecutivas.

*Los hombres son exploradores; ya sea en un viaje, cuando hablan con las mujeres en los bares o al explorar cuerpos en la cama. Lo mismo ocurre con la televisión. Él está buscando algo que le dé más satisfacción que quedarse en un sólo lugar.*

...Él tiene pies pequeños.

*Es mejor que sea un buen bailarín.*

---

**Misterios masculinos**

**54**

por ciento de los hombres afirma que la familia es lo que los define mejor.

# ¿Cómo puedo lograr que mi esposo deje de consentir a los hijos?

La pelea más grande que he tenido con mi marido se relaciona con la manera en que inculcamos disciplina en nuestros hijos. Yo soy siempre la que promueve la disciplina, me esmero porque tengan buenos modales, sean limpios, todo lo que se refiere a su conducta. Pero por su parte, mi esposo es demasiado suave; les dice "sí" a los hijos en relación a cosas que nunca les permito (como comer el postre 20 minutos antes de la cena). Le he dicho en muchas ocasiones que eso me molesta, que debe ser más consciente de la disciplina, que necesita ser menos su amigo y más su padre. Pero él parece no hacer caso. Me siento realmente frustrada porque nuestros hijos están recibiendo mensajes contradictorios. ¿Por qué hace esto?

**LA MUJER SE PREGUNTA:**

...¿De verdad es difícil que un hombre atine al excusado cuando va al baño?

*Fisiología masculina: la corriente de orina no viaja a la misma velocidad durante la operación. Comienza lentamente, se acelera hasta alcanzar la velocidad máxima, luego desacelera conforme la vejiga se vacía, y finalmente gotea al final. Los errores "en el piso" tienen lugar generalmente debido a errores de cálculo en la velocidad durante los segundos iniciales o finales, sin importar qué tan bien apunte al excusado. No es como si el hombre tuviera un procesador de computadora en el pene, con seguro de radar. ¿La única solución 100 por ciento efectiva? Instala un mingitorio.*

Creo que él siente que está corriendo en segundo lugar y tú en primero en una carrera de coches de NASCAR. Cuando la mujer asume el liderazgo en relación con la disciplina, el hombre siente que está siendo relegado; que no está tomando realmente las decisiones, y sólo contemplando como un espectador. En ocasiones es posible que de manera intencional provoque un choque, porque siente que no tiene forma de asumir el liderazgo. "Mi esposa y yo peleamos en ocasiones acerca de la manera de castigar a los hijos. Ella tiende a los castigos realmente duros, castigos de largo plazo, como privarlos de los videojuegos Xbox por una semana, y yo tiendo a sugerir castigos a corto plazo, como enviarlos a su habitación por una hora", dice Matthew, de 32 años. "Sin embargo, he descubierto que cuando tengo a los hijos por mi cuenta, me vuelvo más duro con ellos. Es casi como si la parte más difícil no fuera la disciplina, sino negociar con mi esposa."

## ¿Tratan los hombres de comprar el amor de sus hijos?

Mi ex esposo y yo nos separamos hace cerca de tres años, cuando mi hija tenía dos años y mi hijo tenía tres. Últimamente he notado que mi ex marido ha estado gastando un poco más de dinero en nuestros hijos de lo que solía hacer. Los está consintiendo un poco, y yo creo que es un poco astuto, como si estuviera tratando de comprar su amor. Estoy comenzando a enfadarme acerca de este asunto, pero no quiero iniciar una guerra terrible en que los hijos tengan que escoger partido. De hecho no creo que sea malintencionado de su parte; simplemente es una manera de asegurarse de que los hijos le amen. ¿Qué le debo decir?

No quiero decir que está bien, ni que da igual, ni que lo apoyo. ¿Pero a ti no te importaría recibir lo mismo de un hombre, o sí? ¿Recibir regalos inesperados en momentos inesperados para reafirmar que te aman? Es posible que él esté tratando de comprar el afecto que tú obtienes de manera automática, lo que no funcionará en el largo plazo, pero recuerda que tú tienes algo que él desearía tener más que nada: tiempo con los hijos.

# ¿Presionan todos los hombres a sus hijos?

Mi esposo es uno de esos fanáticos del deporte. Él no está empujando a nuestro hijo a que practique deportes *per se*. Él me dice todo el tiempo que nuestro hijo puede hacer cualquier cosa que él quiera. Sin embargo, siempre le pregunta a mi hijo, que tiene ocho años, si quiere atrapar la pelota, tirar a la canasta, o salir y hacer algo similar. Estoy realmente contenta de que mi marido esté involucrado, pero no creo que él deba tener la última palabra en lo que nuestro hijo hace sólo porque él es el hombre. ¿Cómo puedo decirle que pienso que de manera indirecta está presionando a nuestro hijo?

Existen tres clases de padres fanáticos del deporte. Por una parte están los que se parecen a Bobby Knight, quien presionó a sus hijos para que fueran excelentes. Por otra están los que se parecen a Jacques Cousteau, quienes prefieren que sus hijos exploren la naturaleza y la ciencia en vez de lanzar "torniquetes" y pases de pantalla. Y finalmente están los padres que desean enseñar, que quieren que a sus hijos les vaya bien, que desean ser vistos como el hombre que enseñó a su hijo el mecanismo para lanzar un tirabuzón y sueñan con ser la persona a quien se les agradece en un artículo de la revista Sports Illustrated dentro de 15 años. "Recuerdo la primera vez que mi hijo anotó una canasta en un juego con otros niños", dice Darren, de 40 años. "Él tenía seis años, tiro, y anotó una canasta perfecta. Levantó su puño en el aire—estaba muy orgulloso—y me buscó con la mirada porque deseaba ver mi reacción. Yo no sé si seguirá jugando cuando sea grande, pero puedo decirte que nunca olvidaré la mirada que me dirigió."

## Masculinidad dominada

Lo que ya sabes acerca de los hombres

- En ocasiones vamos en contra de lo que les dices a los hijos, a pesar de que sabemos que no debemos hacerlo, porque queremos tener más participación en la manera en que los criamos.

- Enseñar a nuestros hijos a practicar deportes es en realidad enseñar sólo de manera parcial algo sobre los deportes.

- Tú desempeñas un papel enorme en lo que nuestros hijos piensan de nosotros. No queremos sonar como candidatos políticos, pero ¿podrías ayudarnos, apoyarnos, respaldarnos?

---

### DILE ESTA NOCHE

La cosa más sexy que una mujer le ha dicho a D.W., de 32 años:

"Yo... yo... oh... guau."

La cosa más sexy que Tonya, de 24 años, le ha dicho a un hombre:

"Vamos a jugar a 'Simón dice' en versión adulta.
Yo seré Simón."

---

# CAPÍTULO 21

# ¿Cómo saber si hemos terminado?

*¿Por qué los hombres se dejan vencer por el pánico y comienzan a marcharse? ¿Cómo puedes saber si debes aferrarte a él o dejarlo ir?*

PREGUNTA: Muchachos, ¿de qué se quejan más sus esposas y novias? (Los entrevistados podían escoger más de una opción.)

Mi atención a sus necesidades ...................................... 28 por ciento

Mi capacidad de escuchar ............................................. 21 por ciento

Escarceos, sexo ............................................................. 20 por ciento

Mis tareas en la casa ..................................................... 18 por ciento

Cuánto tiempo trabajo ................................................... 17 por ciento

Mi pericia al manejar ..................................................... 14 por ciento

Coqueteo con otras mujeres ........................................... 12 por ciento

Mi capacidad para manejar las finanzas ........................ 10 por ciento

Mis habilidades como padre ............................................8 por ciento

Mis habilidades para reparar cosas en la casa ................. 6 por ciento

Simplemente no estoy listo para una relación de largo plazo. *He sido herido por las mujeres en mi pasado. Estoy demasiado comprometido con mi carrera. Necesito asentar cabeza. No se trata de ti. Se trata de mí.* En realidad, se trata de ti. En más ocasiones de las que imaginas.

De entre los hombres que afirman: "No se trata de ti, se trata de mí", la tercera parte está mintiendo.

¡Amigos! ¿Por qué utilizan los hombres esa frase como una puerta de escape? Por las mismas razones por las que probablemente la usan las mujeres. Muy adentro sabemos que la relación no funcionará a largo plazo, y es la manera más sencilla y menos dolorosa de terminarla. Esa frase es como un automóvil de escapatoria en la relación; la excusa que siempre tenemos a la mano para el caso de que la necesitemos con el fin de deshacernos rápido de una situación peligrosa. Sin mucha discusión, sin ninguna apertura que puedas aprovechar para determinar lo que está mal y para que jures que lo cambiarás, sin hacerte sentir que has sido golpeada, aplastada y abofeteada. Y esa es la verdadera razón por la que la frase funciona tan bien durante un rompimiento: porque le corta la cabeza a la relación de manera rápida, sin dejar a uno de los dos gimiendo y retorciéndose en el piso.

"Yo tuve una novia que rompió conmigo y a continuación comenzó a hablar mucho. Me llamó egoísta, me dijo que ella no me importaba, y básicamente me dijo que yo era una basura en lo que se refiere a ser un novio. Yo no creí que eso fuera verdad, pero realmente te duele cuando lo escuchas", relata Daniel, un fotógrafo de paisajes que reside en Montana. "A menos que algo ocurra que sea realmente doloroso, como si por ejemplo me engañara con otro, ¿por qué querría yo criticar a una mujer cuando estoy rompiendo con ella? No sé si eso tiene sentido, pero incluso después de terminar, yo to-

> **¡DI ESTO, NO AQUELLO!**
>
> DI ESTO: *Esto es lo que yo necesito para ser feliz.*
>
> NO DIGAS: *Soy muy infeliz.*
>
> PORQUE: *A menos que podamos ver una manera de arreglar algo, daremos por sentado que está descompuesto.*
>
> ......................................
>
> DI ESTO: *Si tú no quieres dar el siguiente paso conmigo, necesito saberlo.*
>
> NO DIGAS: *O bien damos el siguiente paso o esto se acabó.*
>
> PORQUE: *Exigir una decisión funciona mejor que entregar un ultimátum.*

davía quiero gustarle, incluso si me odia."

Es más probable que las mujeres sean directas en lo que se refiere a sus quejas (puedes ver que la encuesta mencionada en estas páginas es una prueba de ello). ¿Y los hombres? Bien, sin importar qué error fatal veamos en una mujer, preferimos no tener esa conversación.

El sentido implícito en la frase "se trata de mí, no de ti" es por lo tanto clara. Él está mintiendo. Si de verdad él quisiera tener un futuro contigo o si le llenaras el alma tanto como el jazz de Coltrane, entonces no importaría lo que ocurrió con sus ex novias, con su carrera, o nada más. Dejaríamos de lado todas las excusas y haríamos cualquier cosa por lograr que la relación funcionara.

> **QUÉ SIGNIFICA CUANDO...**
>
> ...Él dice que no está listo para un compromiso.
>
> *Tú no eres la indicada. Si lo fueras, él estaría listo para el compromiso, incluso si no lo estuviera.*
>
> ...Su mejor amistad es una mujer.
>
> *Nivel de amenaza elevado. No necesariamente porque él quiera compartir la cama con ella, pero porque es más probable que esté compartiendo otras cosas con ella; cosas acerca de ti.*

> **Misterios masculinos**
>
> **24**
>
> por ciento de los hombres podría aceptar de sus esposas un pago en efectivo en una sola exhibición para terminar el matrimonio.

Tommy, un gerente de comercio al menudeo de 30 años que vive en Wisconsin, tuvo una relación por tres años que terminó en un rompimiento caótico; muchas discusiones, peleas acerca de qué cosa era de cada quién. Su novia rompió con él, y Tommy pasó algún tiempo pensando que era mejor pasar desapercibido, salir de manera ocasional con alguna chica, y no dejarse llevar por otra relación. "Tres semanas después de que terminó mi relación, conocí a una mujer por medio de un amigo, y embonamos bien", afirma. "Yo no estaba listo para tener una relación de largo plazo, pero ella me dejó asombrado. Y terminé casándome con ella." Era el momento perfecto para la excusa de "no se trata de ti", pero como en muchos otros casos, *se trataba de ella*, y él no podía estar bien sin ella.

Desde la perspectiva de los hombres, todo rompimiento es difícil, sin importar quién termine con quién. Por lo tanto, una frase amable que mantiene el respeto es como un guante de boxeo en un puño. Si no estás lista para recibir el puñetazo, te va a doler, pero ojalá suavice el golpe.

## ¿Por qué los hombres parecen terminar con las mujeres sin una razón?

Salí con un hombre durante dos años. Habíamos tenido problemas. Estábamos trabajando en ciudades diferentes y no nos veíamos frecuentemente. Cuando él se refirió al hecho de que las cosas no marchaban tan bien como antes, dijo algo en el sentido de que no veía un futuro para nosotros juntos, que yo le importaba, pero que él no pensaba que estuviera listo para dar el siguiente paso. Él debió estar pensando acerca de eso, o debió saberlo durante mucho tiempo. ¿Por qué no pudo ahorrarme algo de tiempo y dolor y por qué no me lo dijo un año antes?

Me gustaría decir que posiblemente la razón es que él se cansó de ser la persona que iniciaba las cosas en la relación

> **LA MUJER SE PREGUNTA:**
>
> Él me habla acerca de sus problemas intestinales, el vello de sus axilas y sus uñas amarillentas con todo detalle, pero si yo le comento que tengo una infección vaginal, él grita "¡Guácala!" y no me toca por un mes. ¿Por qué no se siente más cómodo al hablar de todos los aspectos de mi cuerpo?
>
> *Tú tienes axilas, uñas y problemas intestinales, así que él da por sentado—incluso si tú no lo admites—que puedes identificarte con lo que él refiere. Lo único que él sabe acerca de las infecciones vaginales es que nunca las ha tenido.*

(iniciaba la primera cita, iniciaba el sexo). Pero la verdadera razón es que incluso cuando los hombres son malos, nunca desean ser "el villano de la película", por lo que les cuesta trabajo decir algo que pueda funcionar como una frase de rompimiento. Él no desea ser el malvado, el estafador, el patán, el hijo de perra insensible que arruinó la relación, así que es más fácil "pasar la responsabilidad", en vez de asumirla. "¿Sabes cómo se siente cuando dejas un trabajo? Siempre deseas abandonarlo de tal manera que tu jefe anterior desee que tú nunca te hubieras marchado", afirma George, de 34 años. "Tú quieres sentir que todavía te quieren. Lo mismo ocurre con las mujeres. No se trata en realidad de no quemar los puentes de manera que puedas regresar si lo deseas. Sólo quieres que cuando te recuerde —y cuando hable de ti con sus amigas— conserve una buena imagen de ti." En última instancia, aunque él probablemente no quiera mantener la relación, de cualquier manera desea dejar un legado.

## Si él no está listo para una relación, ¿por qué está saliendo conmigo?

He estado saliendo con un hombre por un par de semanas. Es un tipo agradable, la pasamos bien, tenemos mucho en común, y hemos hecho el amor en un par de ocasiones. Estamos en nuestra sexta cita y él me lo dice todo: que está saliendo de un rompimiento muy duro, que no está seguro si está listo para seguir adelante, que yo soy maravillosa pero que su cabeza está hecha un caos. Yo no iba a discutir con él, pero estoy cansada de esta mierda. ¿Por qué utiliza su cabeza como una excusa para no continuar una relación conmigo?

Muy bien, supongamos que él va a ese nuevo restaurante, lugar de moda, agradable y que lo recibe con buena atención. La primera vez que asiste a ese lugar prueba algo, le gusta, regresa más

**Misterios masculinos**

## 21

por ciento de los hombres está buscando algo mejor mientras se encuentran en una relación.

tarde, y esta vez no está tan impresionado con la comida. Así que prueba algo diferente del menú, y luego algo más, y entonces se da cuenta de que quizá ese restaurante no sea el lugar indicado para él. La razón por la que está utilizando su cabeza como una excusa —y no el hecho de que no te considera su pareja— es porque él piensa que tú eres agradable, inteligente y atractiva, pero quizá no estás sirviendo los platos que se ajustan a su gusto. Eso no significa que otras personas no disfruten del lugar, y no significa que no valga la pena que esté abierto al público. Sólo significa que tú no debes preocuparte por conservarlo como un parroquiano regular.

## ÉL DIJO...

De los hombres casados que aceptarían que sus esposas les pagaran una cantidad en efectivo en una sola exhibición para terminar el matrimonio, ¿cuánto dinero costaría?

| | |
|---|---|
| Nada | 12 por ciento |
| Sólo los gastos de mudanza | 22 por ciento |
| 10 mil dólares | 15 por ciento |
| 100 mil dólares | 18 por ciento |
| Un millón de dólares | 33 por ciento |

## ¿Por qué se marchan los hombres una vez que la relación comienza a "calentarse"?

Yo estuve saliendo con un hombre cerca de un mes y las cosas comenzaron a ponerse serias; nos veíamos varias veces a la semana, y yo podía darme cuenta de que estábamos llegando al punto en que probablemente estaríamos hablando acerca de la naturaleza de nuestra relación. Yo pensé que todo marchaba bien, pero él me dijo repentinamente que no estaba listo para algo serio. ¿Por qué cambió de opinión tan súbitamente?

Porque tenemos el temor de quedar atados, incluso cuando no nos muestras tus trucos para atarnos. "Una mujer que está muy ansiosa por 'asegurarme' como su novio no se da cuenta de qué tan decepcionante resulta. Lo que ella me está diciendo básicamente es que ella está controlando nuestra relación", afirma Laurence, de 27 años. Es el mismo principio que también se aplica más adelante en la relación, cuando decidimos que queremos comprometernos contigo. La diferencia es que ahora la presión no se refiere al compromiso, sino al desempeño. No en la cama, sino en la vida. La presión por ser un buen padre, esposo, yerno, acarreador de basura, encargado del mantenimiento del automóvil, administrador del dinero, negociante con el encargado de arreglar el techo, técnico de computadoras, programador de DVD, y todo lo demás. No es que no queramos hacer todas esas cosas, sino que no queremos hacerlas bajo tu mirada, mientras tememos el fracaso. "No importa lo que yo haga", dice Brandon, de 45 años. "Podría estar paleando la nieve. Podría estar cambiando el aceite del coche. Podría estar pagando las cuentas por medio de internet. Mi esposa siempre parece tener una mejor manera de hacer las cosas. Yo sé que está tratando de ayudarme al ofrecer sugerencias, pero no se da cuenta cuán irritante resulta que cada uno de tus movimientos sea cuestionado."

## Masculinidad dominada

### Lo que ya sabes acerca de los hombres

- Cuando rompemos contigo, se debe a que ya no nos gustas *tanto,* pero consideramos que no necesitamos ser tan francos.

- Los hombres buenos no son los únicos que quieren ser recordados como tales.

- Si encontramos la mujer indicada, no importa qué tan caótica sea nuestra cabeza; encontraremos la manera de ponerla en orden. Rápido.

---

### DILE ESTA NOCHE

La cosa más sexy que una mujer le ha dicho a Brett, de 33 años:

**"Necesitas enseñarle eso a los otros hombres."**

La cosa más sexy que Ashley, de 26 años, le ha dicho a un hombre:

**"¿Qué tanto lo deseas?"**

---

# CAPÍTULO 22

# ¿Por qué no me quiere contar acerca de su día?

¿Por qué los hombres son tan irritables cuando regresan a casa? Es muy sencillo; simplemente nos tardamos más en descubrir cómo nos sentimos. Un curso rápido para ayudar a tu hombre a entrar en contacto con su propio interior.

PREGUNTA: Muchachos, describan su día laboral promedio.

Estrés 24 horas al día, 7 días a la semana ......…............ 9 por ciento

Duro, pero cuando llego a casa estoy bien ................... 20 por ciento

Tenso, pero estoy calmado cuando llego a casa ...…...... 53 por ciento

Muy relajado, y generalmente me divierto en casa ...… 18 por ciento

¿Quieres echar un vistazo a lo que realmente ocurre en el cerebro masculino a las 6:45 de la tarde todos los días? *Hola, querida. Estoy en casa. Sí, el trabajo estuvo bien. Lo que en realidad quiero hacer es quitarme estos pantalones y ponerme pantaloncillos cortos, ir a sentarme en el excusado y leer el periódico (porque no tuve tiempo de hacer ninguna de esas cosas hoy), y cuando termine sí, me encantaría un tazón del* chili *que acabas de cocinar. En frente de la televisión. Porque están por pasar un episodio anterior de* The King of Queens. *Alcánzame en una hora en la sala para que te cuente.*

Sabemos que tú quieres hablar de lo que ocurrió en las últimas 12 horas, y sí, querida, te extrañamos mientras estuvimos fuera. Sin embargo el trabajo, como sabes bien por experiencia propia, es un bombardeo de correos electrónicos, documentos, quejas, órdenes, lloriqueos, presión, fechas límite de entrega, y tiene más mierda que un zoológico. Simplemente lo tratamos de manera diferente a como tú lo haces. "En ocasiones no queremos hablar de los problemas", dice Trey, de 34 años, consultor en computación que vive en Michigan. "Esa no es la manera en que aliviamos el estrés. A veces sólo necesitamos hacer algo para mantener la mente alejada de los problemas." Por ejemplo, esto es lo que los hombres desean tan pronto como llegan a casa del trabajo:

- 14 por ciento de los hombres quiere ver televisión.
- 14 por ciento de los hombre desea revisar su correo electrónico.
- 12 por ciento de los hombres quiere comer.
- 10 por ciento de los hombres desea ir al baño.
- 9 por ciento de los hombres quiere jugar con los hijos.
- 5 por ciento de los hombres desea ir al gimnasio.

> **¡Di esto, no aquello!**
>
> **Di esto:** *¡Estoy tan contenta de estar en casa!*
>
> **No digas:** *El trabajo fue terrible y he estado de mal humor todo el día.*
>
> **Porque:** *Como tú, él quiere confirmar que estás contenta de verlo.*
>
> ...............................
>
> **Di esto:** *Vamos a comer totopos y ver el programa* Law & Order.
>
> **No digas:** *Pareces tenso. ¿Qué ocurrió hoy?*
>
> **Porque:** *Después de un mal día, la comida y el descanso es lo que él realmente desea, no la conversación.*
>
> ...............................
>
> **Di esto:** *Tu jefe es un patán.*
>
> **No digas:** *Tu jefe tiene razón.*
>
> **Porque:** *Él necesita que tú estés de su lado.*

Sólo uno de cada diez hombres desea hablar, lo que significa que 90 por ciento restante queremos cualquier cosa *excepto* hablar. "Mi esposa solía trabajar, pero cuando tuvimos hijos decidió permanecer en casa", dice Jake, de 36 años, analista financiero. "Cuando llego a casa me pregunta qué ocurrió en el trabajo. Si le digo 'nada' o si no le doy muchos detalles, se siente frustrada. Le comento que lo último que deseo es hablar acerca del trabajo después del trabajo. Pero ella me dice que dado que ha estado con los hijos todo el día, desea saber lo que está ocurriendo en el mundo real. Y para decirte la verdad, la mayor parte del tiempo, después de trabajar todo el día, no quiero hacer eso. Quiero jugar con los hijos, tirar la pelota en la canasta de la cochera y cenar."

¿La razón? Necesitamos tiempo para relajarnos, liberarnos de la presión y no pensar en cifras, hechos y peleas. Aaron, de 29 años, gerente de proyecto de una compañía editorial de Virginia, afirma: "En un trabajo, yo tenía

## QUÉ SIGNIFICA CUANDO...

...Arrastra los pies en lo que se refiere al matrimonio.

*Como dice la "bola mágica número 8": "la perspectiva no es buena". Si no se mueve, es posible que existan muchas cosas que ama de ti, y no desea que la relación termine. Sin embargo, sospecha que "las señales positivas" apuntan a alguien diferente.*

...Él te compra un aparato electrodoméstico el día de tu cumpleaños.

*Cuando él compra algo súper práctico, puede no darse cuenta qué poco romántico lo ves tú, porqué él aprecia los regalos que resultan útiles. En su mente, si le dices que siempre tienes frío, el hecho de regalarte un calentador eléctrico es el equivalente de mandarte dos docenas de rosas.*

...Él todavía mantiene la amistad con su ex novia, más de un año después.

*Toma esta como una señal positiva de que él es un hombre bueno, y no como una señal negativa de que ella constituye una amenaza. Si su rompimiento no causó daño permanente, entonces existe la posibilidad de que él sea lo suficientemente maduro para permitir que las relaciones se desarrollen. Él probablemente la trató bien durante el tiempo que pasaron juntos, y finalmente que no estaba jugando con ella. Todas esas cosas son buenas.*

LA MUJER SE PREGUNTA:

Él colecciona juegos de video y gorras de beisbol, y sin embargo afirma no comprender por qué compro tantos pares de zapatos. ¿Por qué no puede ver la semejanza?

*Porque los juegos de video y las gorras de beisbol cuestan menos de veinte dólares, nunca se desgastan y los utilizamos mucho más que sólo una o dos veces.*

que pasar una hora en el trayecto de regreso a casa, y cuando llegaba mi novia estaba lista para salir a cenar y hablar. Sin embargo, yo sólo quería descansar 20 minutos. Le expliqué que el trayecto a casa no es tiempo de relajación, porque todavía estoy pensando en lo que ocurrió ese día y en lo que haré mañana. Sólo necesito tiempo para enfriarme."

Dános un poco de tiempo para enfriarnos. Si podemos dejar de pensar acerca del trabajo y de nuestro día, entonces estaremos contentos al contarte acerca del trabajo y de nuestro día. En lo que se refiere a pensar sobre nuestra vida laboral, necesitamos que sea medio tiempo cuando llegamos a casa, no horas extra.

## ¿Cómo puedo hacer que hable más?

Si tengo que escuchar a mi marido decir "bien" una vez más cuando le pregunto cómo fue su día, creo que voy a caerme. ¿No podría decirme una historia o dos acerca de su día? No consigo sacarle muchas palabras. Simplemente viene a casa y desea cenar sin contarme lo que está ocurriendo en el trabajo. ¿Qué puedo hacer para lograr que hable un poco acerca de su día?

"¿Sabes cuál es mi momento favorito para hablar acerca del trabajo? Es cuando vemos el programa de televisión *American Idol*. Los hijos están en la cama, nosotros estamos en el sofá, y sé que voy a contar mis historias durante las pausas comerciales de dos minutos", dice Karl, de 33 años. Yo considero que tú puedes lograr que incluso las personas más parcas se suelten hablando como un chorro de manguera. En primer lugar, no formules la pregunta que más fácilmente aniquila el estado de ánimo: "¿Qué tal te fue?" Un buen entrevistador hace preguntas específicas para obtener respuestas específicas. De manera que si le preguntas "¿Qué tal te fue?" o "¿Ocurrió algo en el trabajo?", lo último que él va a hacer es lanzar un monólogo de 10 minutos acerca de la saga del servidor desconectado. Por el contrario, espera a que haya tenido tiempo de ponerse cómodo, abre una botella y dale una botana. Recuerda a continuación lo que te contó unas semanas antes acerca de su jefe, o su amigo, o el nuevo proyecto en que está trabajando. Las preguntas específicas lo conducirán a hablar. Las preguntas generales lo harán gruñir.

> **Misterios masculinos**
>
> **16**
>
> por ciento de los hombres responde "ama de casa" como la profesión ideal de sus esposas.

## ¿Por qué no encuentra tiempo para hablar conmigo cuando está en el trabajo?

Una de mis amigas tiene un marido que le llama a casa desde el trabajo dos o tres veces al día para saludarla, asegurarse de que todo está bien, o sólo para contarle acerca de algo que está ocurriendo. ¿Mi esposo? Ocasionalmente me manda un correo electrónico o un mensaje de texto acerca de algo que debemos recoger de la tienda, o algo similar. Y si lo llamo, lo cual trato de hacer una vez al día, siempre está distraído y me apresura a concluir la llamada. No espero que interrumpa lo que está haciendo y que me hable por varias horas. Sólo desearía que me llamara de vez en cuando. ¿Se trata de una causa perdida esperar que piense en mí durante el tiempo que pasa trabajando y que comparta conmigo lo que está ocurriendo?

En muchas ocasiones, en el trabajo un hombre siente que está "en la zona", realizando múltiples tareas como un prestidigitador de seis brazos. En su mente está obsesionado acerca de lo que está haciendo, tiene 16 ventanas abiertas en su computadora portátil y una reunión en 12 minutos. Si lo llamas en ese momento —en medio de su punto suave— va a "salir de la zona", fallar el tiro, y desencarrilarse. Y si él está en esa zona —perdón por decirlo— él no está pensando en cuándo debe llamarte. "Mi novia me regaña porque no le llamo para saludarla durante el día. No es que me oponga a ello; simplemente no tengo tantos descansos. Siempre parece que cuando me llama, lo hace en el peor momento", dice Vincent, de 32 años. ¿Cómo puedes lograr que te llame? Deja de llamarle. Una de las razones por las que no es más activo es porque él sabe —ya sea consciente o inconscientemente— que tú llamarás primero. Esta es en realidad la misma filosofía a seguir durante las citas iniciales: si deseas que te persiga, retírate.

## ¿Qué puedo hacer para lograr que se abra y se relaje?

Yo sé que mi novio está realmente tenso en el trabajo. Él es un abogado que trabaja 12 a 13 horas diarias. Yo puedo ver qué tan cansado se encuentra y quiero ayudarlo. Sin embargo, sé que se guarda todo y tengo miedo de que realmente se desplome si no deja escapar la tensión de vez en cuando. ¿Alguna sugerencia?

¿Quieres decir, alguna sugerencia además de un martini y los masajes nocturnos? Muy bien, ¿qué tal un martini y un masaje nocturno? Está bien entonces. "Yo acabo de

**Misterios masculinos**

**17** por ciento de los hombres afirma que la cantidad de tiempo que pasan en el trabajo es aquello de lo que se quejan más sus esposas o novias.

atravesar el peor periodo de mi vida laboral; tenía tantos proyectos que estaba asustado. Trabajé toda la noche en tres ocasiones en el lapso de 10 días, y sé que yo era un desastre en la casa", dice David, de 33 años. "Mi esposa se portó maravillosamente al respecto. Ella sabía que yo estaba pasando por un periodo difícil. Ella hizo toda clase de cosas sin hablarme al trabajo, porque sabía que si me llamaba para decirme todas las cosas que yo tenía que hacer sólo empeoraría la situación. Ella se fue a su trabajo, se encargó de todo lo relacionado con nuestro hijo, incluso acudió a algunas sesiones para aliviar el estrés. Cuando me quedaban uno o dos días, finalmente le dije que yo sentí que había pasado lo peor y comencé a relajarme más." Cuando los hombres están bajo gran presión en el trabajo, no desean hablar; desean trabajar. O bien desean pensar acerca del trabajo, y de cómo reducir un poco su nivel de estrés. Ahora bien, si alcanzan un punto en que pueden disminuir el tiempo que pasan en el trabajo, pueden incrementar el tiempo que pasan hablando.

## Masculinidad dominada

### Lo que ya sabes acerca de los hombres

- Si nos preguntas qué ocurrió en el trabajo cuando llegamos a casa, entonces nada ocurrió. Si por otra parte nos formulas esa misma pregunta una o dos horas más tarde, muchas cosas ocurrieron.

- Durante las 12 horas que pasamos en el trabajo, nos sentimos como LeBron: todo mundo quiere hablar con nosotros. Cuando llegamos a casa, queremos pasar 20 minutos sin que nadie quiera hacerlo.

- En el hogar preferiríamos hablar de las puñaladas en la espalda, las mentiras, los engaños y la política, que tienen lugar en el programa de televisión *Survivor,* que de las cosas que ocurren en nuestra oficina.

## DILE ESTA NOCHE

La cosa más sexy que una mujer le ha dicho a Will, de 30 años:

**"No creo que despertemos a mis padres, pero vamos a intentarlo."**

**(En una visita a la familia durante las vacaciones.)**

La cosa más sexy que Rena, de 29 años, le ha dicho a un hombre:

**"Voy a hacer que tus rodillas tiemblen."**

**(Mientras le bajaba los pantalones.)**

# CAPÍTULO 23

# ¿Qué desean realmente los hombres en la cama?

## Cómo alcanzar el equilibrio perfecto entre lo predecible y lo peligroso.

PREGUNTA: Caballeros, ¿qué cosa les gustaría intentar en la recámara con sus esposas o novias? (Los entrevistados podían escoger más de una opción.)

Juguetes ....................................................................... 79 por ciento

Ver porno ..................................................................... 78 por ciento

Sexo en público ............................................................ 77 por ciento

Grabar un video ........................................................... 69 por ciento

Ataduras ligeras ........................................................... 67 por ciento

Actuar una fantasía ...................................................... 67 por ciento

Aliñar o rasurar ........................................................... 66 por ciento

Un trío ......................................................................... 55 por ciento

Intercambiar parejas con otras personas ..................... 24 por ciento

En ocasiones un hombre puede pronosticar su futuro sexual como en *The Weather Channel*: tiene una idea precisa de cuándo verá el amanecer sexual o cuándo cerrará el negocio debido a una gran tormenta de hielo. En ocasiones él no tiene la más remota idea de lo que le espera: es posible que su cita quede arruinada por la lluvia, o quizá se encuentre bajo el torrente de algo que no previó.

Ambos aspectos —el predecible y el impredecible— sirven a sus respectivos propósitos. El sexo predecible en cierta forma nos libera de la tensión —y nos proporciona comodidad— al permitirnos saber que cada encuentro sexual no requerirá trabajar horas extra al perseguir y seducir a una persona para llegar a ese punto. (En cierta forma, saber que no vamos a tener sexo tiene el mismo efecto, porque significa que sabemos que podemos tener una buena noche de sueño.)

Curtis, maestro de ciencias de una escuela preparatoria de 33 años, afirma que él y su esposa han caído en la rutina de hacer el amor cada viernes por la noche y cada domingo por la mañana. "Creo que para algunas personas puede no resultar atractivo el hecho de que el sexo se parece a una cita en la agenda, pero yo no lo veo de esa manera. Cuando me levanto los viernes, al saber que vamos a hacer el amor esa noche, es como un escarceo cerebral, incluso a pesar de que no hemos hablado de ello. Se acumula porque paso el día pensando en el hecho de que probablemente eso es lo que haremos más tarde."

En el caso opuesto, el sexo impredecible es lo que nos excita, y es una de las cosas que nos hacen apreciar nuestra relación. El 21 por ciento de los hombres afirman que si hay una cosa que les gustaría cambiar acerca de su vida sexual sería "más experimentación y más

---

## ¡DI ESTO, NO AQUELLO!

DI ESTO: *Quizá debamos probar este lubricante con sabor que compré hoy. Yo sé exactamente dónde colocarlo para ponerlo a prueba.*

NO DIGAS: *Nuestra vida sexual es aburrida. Necesitamos intentar algo nuevo.*

PORQUE: *No sólo exijas emoción, ¡proporciónala!*

.................................

DI ESTO: *Esta noche TENGO que dormir, pero mañana voy a arrancarte la ropa con mis dientes.*

NO DIGAS: *No estoy de humor.*

PORQUE: *El rechazo siempre es difícil, incluso después de varios años de matrimonio.*

.................................

DI ESTO: *¡Tu pene es enorme!*

NO DIGAS: *Silencio.*

PORQUE: *Tú lo amas.*

variedad". Eso demuestra que los hombres valoran la espontaneidad; un par de pantimedias en la chapa de la puerta. ("El mejor sexo fue una sorpresa matutina. Ella me despertó y comenzamos a hacerlo", dice Jay, de 32 años. Y Paul, de 34 años, agrega: "Fue en nuestro primer aniversario. Ella entró a la regadera conmigo. Creo que la sorpresa fue lo que lo hizo memorable").

Geoff, de 37 años, instructor de golf de Nevada, afirma que el sexo más memorable que tuvo con su esposa fue en el estacionamiento de un estadio de beisbol. "Íbamos a ver un partido de los Bravos de Atlanta, y teníamos el asiento trasero de la camioneta", afirma. "Llegamos al partido dos horas antes de que comenzara, y ella sugirió que 'fuéramos allá atrás'. Yo estaba impactado. Ella me bajó los pantalones, me dio sexo oral, y luego me acostó sobre mis espaldas para treparse en mí. Increíble."

Stephen, de 25 años, representante de ventas de programas de computación, no tuvo tanta suerte cuando él y su esposa trataron de experimentar con algo nuevo. "Estábamos visitando a mis suegros. Fue un domingo por la tarde, mientras transmitían el juego entre los Vikingos y los Empacadores. Los suegros acudieron a una fiesta del barrio, así que mi esposa y yo comenzamos a fajar. Aparentemente mi suegro decidió regresar a casa para poner ropa en la lavadora. ¿Quién diablos hace eso durante una fiesta y con el juego

---

> **QUÉ SIGNIFICA CUANDO...**
>
> ...Mantiene un ojo en el televisor mientras le hablas.
>
> *Él sabe que eso es mala educación, pero piensa que es peor decir: "No en este momento, querida, los últimos minutos de Becker son más importantes que lo que tú tienes que decir, si puedes conservar esa idea en la mente por unos cuantos minutos."*
>
> ...Él afirma que no quiere nada para su cumpleaños.
>
> *Cualquier cosa que sea electrónica, relacionada con el deporte o con la música, estará bien.*
>
> ...Él dice "tres o cuatro" cuando le preguntas cuántas copas bebió cuando salió.
>
> *Seis o siete, y dos cervezas.*

LA MUJER SE PREGUNTA:

Al vestirse de manera elegante, él se ve tan bien y obviamente se siente bien en un traje bonito, ¿Por qué no se lo pone más frecuentemente?

*Por la misma razón por la que no te gustan las medias de nylon. Lo haremos, pero preferimos andar en sandalias, pantaloncillos cortos con bolsillos grandes, y la camiseta de Atari que encontramos en una tienda de segunda mano.*

entre Vikingos y Empacadores? Entró cuando yo le hacía el amor a su hija, en su casa, en su oficina."

Stephen se ríe de este episodio actualmente, y afirma que probabemente hubiera sido una mejor experiencia si hubiera sido capaz de terminar ("O si los Vikingos hubieran ganado", dice). Lo importante es que de vez en cuando necesitamos llevar nuestras experiencias sexuales a lugares, tiempos y posiciones que nunca hemos intentado. Siempre y cuando eso no incluya la oficina de tu padre.

Quizá Nathan, especialista en computadoras de 33 años, lo dice mejor. "Los hombres no necesariamente desean tener sexo más apresurado o salvaje. Creo que los hombres sólo desean sentirse más atraídos a sus parejas", afirma. "Los hombres no se aburren de sus parejas, sino quizá de su aspecto físico. Tan sólo cambia un poco las cosas; obtén un nuevo corte de cabello, prueba otro maquillaje, trata de verte tan sólo un poco diferente y descubrirás que tu hombre estará mucho más interesado. Es como la idea de 'enriquecer el ambiente' para las jaulas de los animales del zoológico. Enriquecer significa hacer cosas nuevas al ambiente para mantener a los animales interesados."

## ¿Cómo puedo excitarlo sin pasarme de la raya?

He tenido relaciones sexuales con mi nuevo novio en varias ocasiones, y deseo subir el volúmen un poco, pero no quiero que piense que tengo demasiada experiencia. ¿Cuál es el mejor momento para traer un poco de... oh... movimientos de valor añadido a la alcoba? Y cómo puedo hacer para lograr lo anterior sin que él piense que soy la reina del cuero y las esposas?

La clave aquí consiste en pensar en la diferencia entre una persona que grita y otra que murmura. Mientras a algunos de nosotros nos gusta el sexo deslumbrante, de la clase que se resumiría en "convierte mi caminadora en un juguete sexual", muchos hombres prefieren cambios más sutiles. Julie, de 28 años, recuerda la época en que su novio sirvió como padrino de bodas. "Justo antes de caminar por el pasillo, me incliné y le dije que deseaba ir a la parte posterior para tener sexo rápido y que mi 'vestidito negro' me impedía utilizar ropa interior", afirma. "Él tenía que quedarse para la boda, pero se mantuvo mirando en la dirección en que yo me encontraba. Durante toda la recepción le costó trabajo mantener las manos quietas. Fueron horas de tortura antes de que pudiera cumplir mi amenaza. Y pasamos una noche increíble." Esa fue la tormenta perfecta de emoción y anticipación; la predicción de que él sabía que iba a hacer el amor, pero lo impredecible de cuándo lo haría.

## ¿Por qué a veces los hombres piensan que tienen derecho al sexo?

Mi esposo y yo fuimos a una boda y nos emborrachamos un poco; él un poco más que yo. Cuando regresamos al cuarto de hotel, se quitó la ropa y se dejó caer en la cama como si fuera un hecho que íbamos a hacer el amor. Y eso en cierta forma me hizo enfadar; lo sentí de manera automática: por el simple hecho de que estábamos en una habitación de hotel y de que habíamos ido a una boda, él iba a tener sexo. De manera que nada ocurrió esa noche y yo pude darme cuenta de que estaba decepcionado. Y a continuación él se enfadó, como si él tuviera derecho a estar molesto porque no tuvimos relaciones sexuales. ¿Por qué piensa que tiene derecho?

## ÉL DIJO...

### ¿Qué tan satisfecho está él con el desempeño sexual de su pareja?

Extermadamente satisfecho ............................................... 16 por ciento

Muy satisfecho ................................................................ 26 por ciento

Satisfecho ...................................................................... 26 por ciento

Relativamente satisfecho .................................................... 23 por ciento

Insatisfecho ..................................................................... 9 por ciento

De manera superficial, él sabe que nunca debe esperar tener sexo. Sin embargo, especialmente en su estado de embriaguez, se volvió pavloviano. ¿Hotel? Listo. ¿Boda? Listo. ¿Borracho y excitado? Listo. Con todos los sistemas funcionando, él llegó a la conclusión de que sólo había un resultado posible: dos cuerpos desnudos en la versión del cuarto 423 de la resbaladilla eléctrica. "Una noche mi novia y yo nos bebimos dos botellas de vino", dice Tom, de 30 años, farmacobiólogo de Massachussets. "Y ella se volvió mucho menos cohibida. Habló con malas palabras, se movió más, estaba más interesada. Eso fue bueno porque derribó los obstáculos, todo se valía, nadie se escandalizaba. Ambos estábamos enfrascados en hacer cualquier cosa que fuera necesaria para darle al otro un sexo sorprendente." Tiene sentido, especialmente cuando el alcohol está involucrado, que

**Misterios masculinos**

# 61

por ciento de los hombres no considera que sus parejas sean lo suficientemente aventuradas desde el punto de vista sexual.

él se decepcione cuando le dejes saber que no habrá... Mmmh... acostón esa noche.

## ¿Qué es lo que realmente desean los hombres en la cama?

Yo sé que los hombres están satisfechos con cualquier sexo, o al menos eso es lo que ellos dicen. Pero si tienes que clasificar lo que los hombres realmente desean en la cama, dame el resultado final. ¿Qué satisface de verdad a un hombre?

Depende por completo del hombre. Algunos prefieren el sexo anónimo. ("Mi mejor sexo tuvo lugar cuando estaba trabajando en el Club Med y conocí a una mujer que me dio sexo oral mientras amanecía y yo estaba desnudo en la playa. Yo casi canté el himno nacional", afirma Rich, de 26 años.) Otros hombres prefieren el sexo profundo ("El mejor sexo que he tenido fue cuando mi novia y yo no necesitamos hablar en absoluto. Estábamos tan conectados que todo fluyó de manera natural; ambos estábamos exhaustos cuando terminó", dice Andrew, de 38 años). Sin embargo, el mejor sexo de todos es una combinación de abandono físico salvaje y conexión emocional profunda. Sesenta y dos por ciento de los hombres afirma que su experiencia sexual es mejor cuando se sienten conectados tanto emocional como físicamente. William, un contratista de construcción de 32 años, lo dice mejor: "El mejor sexo que he tenido fue una sesión de toda la noche, que fue en parte animal y en parte emocional. Ambos simplemente nos dejamos llevar con el otro".

## Masculinidad dominada

Lo que ya sabes acerca de los hombres

- No consideres que una rutina sexual es aburrida; al menos no para él. La mayor parte de las veces él agradece el hecho de saber exactamente cuándo puede ser la próxima ocasión.

- Para un hombre muy pocas cosas superan el hecho de que tú les ofrezcas una fiesta sexual sorpresa.

- La pasión física es la ginebra para el tónico de la pasión emocional. Necesitamos de ambos para saciarnos.

---

### DILE ESTA NOCHE

La cosa más sexy que una mujer le ha dicho a Noah, de 23 años:

**"Quiero montarte hasta que se ponga el sol."**

La cosa más sexy que Natalie, de 29 años, le ha dicho a un hombre:

**"Estaciona el coche. Necesitas hacerme el amor ahora mismo."**

---

## ¿CUÁL ES LA FRASE QUE ÉL NUNCA LE DIRÁ A SU ESPOSA O NOVIA ACERCA DE CÓMO ES ELLA EN LA CAMA?

- "Ella necesita dar más de lo que recibe."
- "Ella necesita iniciar el encuentro de vez en cuando."
- "Ella se reprime mucho. Yo puedo afirmar definitivamente que me casé con una baptista. Ella no puede ver mucho más allá al pasar la cima o al tocar fondo."
- "Ella podría ser más activa. ¡Tómame!"
- "Ella no gusta de las aventuras porque siente que si haces algo que has hecho con alguien más, debes estar pensando en la otra persona."
- "Hacemos las mismas cosas frecuentemente. Yo nunca lo diría porque a pesar de que puede ser verdadero, todavía es maravilloso."
- "Yo nunca le diría que no me excita tanto como una novia anterior, así conservo mis testículos."
- "Ten más confianza en la manera en que te ves."
- "Cuando ella está encima, se mueve como un robot."
- "Haz más ruido."
- "Disfruto hacer cosas diferentes, pero no quiero que piense que soy raro."
- "Necesita más energía por cada onza."
- "No se mueve tanto como me gustaría."

# CAPÍTULO 24

# ¿Qué motiva a un hombre a casarse?

Cómo aprovechar su ser interior romántico y crear su fantasía de "juntos para siempre".

PREGUNTA: Muchachos solteros, ¿se ven a sí mismos casados con la mujer con quien están saliendo actualmente?

Sí ............................................................. 41 por ciento

No ............................................................ 14 por ciento

No estoy seguro ........................................ 45 por ciento

Ustedes pueden creer que los hombres consideran tan útil el matrimonio como Howie Mandel consideraría útil el acondicionador para el cabello. O bien, si los hombres escogieran la marcha nupcial, sería la canción *Another One Bites the Dust*. O vemos el compromiso para toda la vida como una película de horror: primero ves el anillo y a continuación te mueres.

Bien, he aquí un secreto: a los hombres les encanta la idea del matrimonio.

No, quizá no nos interesa si el pastel tiene dos o tres niveles o si el papel de la invitación es color almendra o vainilla, o si las damas del cortejo llevan el cabello hacia arriba o hacia abajo (muy

bien, preferimos que sea hacia abajo). Quizá no compramos revistas especializadas en bodas, ni discutimos la conveniencia política de preferir a una prima y no a la otra para la sagrada posición
de damisela que arroja flores al paso.

¿Pero sabes qué? Nos encanta las bodas —no sólo cuando se
trata de ceremonias como las descritas en la la película *Wedding
Crashers.* De hecho, la boda es todavía mejor cuando se trata de
la nuestra.

- "El mejor día de mi vida: cuando mis hijos nacieron. El
  segundo mejor día de mi vida: mi boda. Me divertí mucho
  (y ni siquiera bebí mucho). Fue simplemente sorprendente
  que la mayoría de mis amigos y de mi familia se reunieran
  en un sólo lugar", afirma Brian, de 28 años.

- "Existen muy pocas ocasiones en que consigues ser el centro
  de atención, de la manera en que lo eres el día de tu boda.
  Sí, me cansé de responder las mismas preguntas acerca de la
  luna de miel, pero sin sonar demasiado como una chica, fue
  muy agradable sentir que toda la
  habitación nos sonreía", afirma
  Blake, de 34 años.

- "Recuerdo que mientras planeá-
  bamos la ceremonia, mi amiga
  me dijo que la boda es como
  una gran obra de teatro, donde
  todos toman su lugar, hacen su
  trabajo y se encuentran en el
  escenario para que todo el audi-
  torio los vea", dice Todd, de 27
  años. "Ella estaba en lo cierto.
  Es como un gran concierto y tú
  eres la estrella todo el tiempo
  porque todo el mundo te presta
  atención."

> **¡DI ESTO, NO AQUELLO!**
>
> DI ESTO: *¡Me haces tan feliz!*
>
> NO DIGAS: *Todas mis ami-
> gas se están comprometiendo.*
>
> PORQUE: *El hecho de que
> todos los demás lo hagan
> es una mala razón para
> casarse.*
>
> .............................
>
> DI ESTO: *Te amo. Quiero
> tener a TU hijo.*
>
> NO DIGAS: *Quiero tener
> un hijo.*
>
> PORQUE: *Él quiere sentir
> que se trata de ustedes, no de
> tú y el bebé.*

- "Nuestra banda musical hizo un gran trabajo, y yo nunca he bailado tanto en toda mi vida", dice Ed, de 32 años. "Esto va a sonar extraño porque yo obviamente amo a mi esposa, pero es como si mujeres muy bellas tuvieran permiso para bailar contigo toda la noche. No se trataba de algo sexual o de nada parecido, pero ¡demonios!"

**Misterios masculinos**

**2982**

dólares es la cantidad de dinero que el hombre promedio gasta en un anillo de compromiso.

De la misma forma que ocurre con el sexo, es posible que tú estés más interesada en el escarceo del matrimonio, mientras que nosotros estamos profundamente enfocados en la parte en que deslizamos nuestro... anillo en tu dedo. Y esa es una razón por la que el periodo de planificación acarrea tantos conflictos. "Mi prometida y yo tuvimos una gran pelea acerca de nuestra boda", dice Kel, de 30 años, especialista en terapia física de Arizona. "Su familia estaba presionando para que tuviéramos una recepción realmente formal y tradicional, y mi familia deseaba una recepción más casual. Creo que incluso mencionaron la palabra *luau*, lo que provocó que mi prometida se pusiera como loca. El conflicto estaba comenzando a hacerse más grande y a mí me parecía bien cualquiera de las dos opciones, pero decidí que ningún aspecto de nuestra boda era tan importante como para echar a perder el día. Yo le dije a mi familia que en caso de conflicto, aquello que la novia quiere es lo que realmente importa."

En eso radica probablemente parte de la confusión. El hecho de que aceptemos prácticamente todas las decisiones respecto de la boda no significa que pensemos que nuestra boda es otro sábado en la noche.

## QUÉ SIGNIFICA CUANDO...

...Él responde "cualquiera" cuando le preguntas cuál es su posición sexual favorita.

*Comiencen por besarse de pie. Luego, después de tocarse y besarse más, desvístanse mutuamente, vayan a la cama y dense sexo oral. A continuación él se coloca encima de ti, y él y tú intercambian posiciones en varias ocasiones (misionero, perrito). Finalmente concluyan contigo arriba, de manera que él pueda ver todo tu cuerpo, pueda tocar todo tu cuerpo, y haz que tus manos y tus labios se enloquezcan sobre él. Eso no querrá decir que él no ha pensado mucho en ello.*

...Te hace montarte encima de él.

*Ha pasado toda su vida controlando la palanca de juegos: qué tan rápido va y qué tan lejos llega en el juego. Existe algo especialmente excitante acerca de ceder el control, dejarte que aprietes los botones y lleves el juego en cualquier dirección que tú desees.*

...Él afirma "no" cuando tú le preguntas si el porno lo excita.

*Su pequeña colección "para el caso de emergencias" se encuentra en la repisa superior de su clóset, en la esquina posterior izquierda, en una caja, debajo de las declaraciones de impuestos viejas.*

# ¿Por qué no se interesa más en la boda?

Recuerdo la ocasión en que una de mis amigas se casó. Su prometido participó en todo. Ayudó a seleccionar las flores, el pastel, todo. Parecía realmente emocionado acerca de casarse. Mi prometido es exactamente el caso opuesto. No importa qué pregunta le formule, sus respuestas son "no me interesa", o "lo que tú quieras". Todo lo que quiero es que exprese su opinión, que actúe de manera un poco más interesada. Ese será uno de los días más importantes de nuestras vidas, y él actúa como si estuviéramos planificando un viaje al supermercado. ¿Realmente carece de interés en estos detalles?

**Misterios masculinos**

**82**

por ciento de los hombres piensan que permanecerán con sus esposas hasta que la muerte los separe.

Es posible que no tenga una opinión acerca de las fuentes y las flores, pero no confundas su indiferencia respecto de los objetos con indiferencia respecto de ti o de la boda. "Cuando me comprometí, di un paso atrás. Tenía la idea de que ese no era mí día, sino

230

el de ella. Y si el helado de zarzamoras era lo que le hacía feliz, ¿Quién soy yo para interponerme entre ella y el helado de zarzamoras?" explica Daunte, de 32 años. "Creo que ella quería que yo asistiera a más citas y participara más en toda la preparación, pero yo consideraba como si ella fuera un camión y yo fuera un venado: me hice a un lado para que no me atropellara." Pero he aquí el conflicto: el hombre no desea ser tratado como el adorno de la pareja perfecta, limitado a sentarse en las citas con los planificadores y los proveedores, sin hacer una contribución. No le pidas que asista sólo por asistir. Si va a pasar tiempo escuchando acerca de todas las opciones, entonces debes estar dispuesta a escuchar lo que él tiene que decir.

## ¿Qué tan preocupada debo estar por su despedida de soltero?

Conozco al mejor amigo de mi prometido, y sé qué clase de hombre es. Simplemente sé que la despedida de soltero va a salirse de control. No me preocupa que mi prometido vaya a hacer algo. Bien, quizá sí lo estoy. Simplemente no me gusta la idea de que beban mucho tequila y estén rodeados de muchas mujeres casi desnudas. ¿Qué tan preocupada debo estar? ¿Y qué ganan los hombres en realidad de toda esa excitación final?

Deberías estar preocupada si te fueras a casar con su alocado mejor amigo. Pero si tienes confianza en el hombre con quien te vas a casar, confía en la manera en que se va a comportar. Mira, una despedida de soltero no se refiere exclusivamente a hilos dentales (aunque es probable que él no vaya a quejarse). No se trata de dejarte preocupada a propósito, o de ponerte celosa. No se trata de los tragos de tequila ni de los ombligos al aire. Se trata de que él sea la estrella por unas horas y eso es todo. ¿Sabes de toda la

LA MUJER SE PREGUNTA:

No estoy en contra de la pornografía, pero me molesta que la oculte. ¿Por qué simplemente no me incluye en la diversión?

*Por tres razones. La primera es que él considera que es increíblemente grosero mirar a otras mujeres desnudas mientras tú le besas el pecho. Además, él no considera que a ti te excitarán en lo más mínimo las mujeres con senos enormes que gritan como hienas. Y finalmente, existe una región de su cerebro dedicada a las fantasías sexuales que a él le gustaría conservar en privado.*

atención que tú recibes y del estrechamiento de la relación durante los 12 meses o los 24 meses o cualquiera que sea la duración de la etapa de compromiso? Él obtiene lo mismo, solo que se mide en unas horas, en vez de unos meses.

## ¿Debo ir a comprar el anillo con él?

Algunas de mis amigas han ido a comprar el anillo con sus novios. Yo simplemente lo considero muy poco romántico, pero tampoco quiero que me compre un anillo que no me guste. No estoy segura si él quiere que le ayude a escogerlo, o si desea que lo deje solo (asumiendo, desde luego, que vamos a casarnos). ¿Cuál es la mejor manera de ayudarle sin estropear lo que debe ser uno de los momentos más memorables de mi vida?

Esta es la manera ancestral en que las novias han manipulado sutilmente a sus pretendientes: dile a tu mejor amiga lo que tú quieres y busca la manera de que ella se lo diga de manera discreta. Los hombres no necesariamente desean ser quienes toman las decisiones; lo que ellos quieren es la ilusión de que son ellos quienes las toman. El hecho de dictarle de manera abierta algo como esto arruina la ilusión; la manipulación astuta detrás de bambalinas le proporciona una guía bienvenida. "Mi novia me enseñó exactamente qué clase de anillo deseaba y eso alivió la presión que yo tenía, porque el Señor sabe que yo no deseaba echar a perder esa decisión; pero cuando miro en retrospectiva, hubiera deseado que ella no supiera que le iba a proponer matrimonio", dice Jackson de 38 años. Tu prometido tiene sólo una oportunidad de crear una historia que tú le dirás a los amigos, la familia, los hijos, todo mundo. Dale la oportunidad de hacerlo bien, para ambos.

## Masculinidad dominada

### Lo que ya sabes acerca de los hombres

- Si deseas que participemos activamente en la planificación de la boda, entonces no tengas todo predispuesto en relación a la manera en que serán las cosas antes de comenzar a planearlas.

- Los hombres desean tomar tan pocas decisiones como sea posible. Simplemente sígueles la corriente, ¿está bien?

- Nosotros sólo queremos —y esperamos— que esto ocurra una vez. Así que hagámoslo de la manera correcta. (Y mantengamos la misma filosofía durante la luna de miel.)

---

### DILE ESTA NOCHE

La cosa más sexy que una mujer le ha dicho a Randy, de 36 años:

**Ich will mit du schlafen**

("Quiero acostarme contigo", en alemán.)

La cosa más sexy que Diana, de 26 años, le ha dicho a un hombre:

**"Esa camisa se vería muy bien en el piso."**

---

# CAPÍTULO 25

# ¿Qué es lo que los hombres realmente desean en el amor?

La verdad acerca de lo que mantiene a un hombre enamorado por décadas, y la fórmula sencilla que necesitas para asegurar la felicidad a largo plazo.

PREGUNTA: Caballeros, ¿qué tan frecuentemente les gustaría hacer el amor y qué tan frecuentemente lo hacen?

Dos veces al mes, o menos .................................... 6 por ciento

Una vez a la semana ........................................... 8 por ciento

Dos veces a la semana ....................................... 22 por ciento

Tres veces a la semana ...................................... 28 por ciento

Más de tres veces por semana .......................... 38 por ciento

Número de veces que los hombres afirman que hacen el amor en la actualidad...

Dos veces al mes, o menos ............................... 58 por ciento

Una vez a la semana ......................................... 15 por ciento

Dos veces a la semana ....................................... 12 por ciento

Tres veces a la semana ........................................ 6 por ciento

Más de tres veces por semana ............................ 9 por ciento

Cada noche, cuando Rob, un asistente financiero de 34 años que vive en Pennsylvania, regresa a casa del trabajo, realiza las mismas acciones. Se cambia de ropa, se sienta, come, mira la televisión, usa su computadora. Una noche su esposa Naomi quiso cambiar el orden de las cosas. "Estábamos mirando la televisión", afirma Naomi, y me levanté para ir al baño. Regresé al sofá desnuda. Obviamente me veía sexy, porque no seguimos viendo la televisión. Quiero decir, no miramos la televisión por el resto de la noche".

Rob obtuvo lo que todos los hombres desean en su relación a largo plazo: un tirabuzón. El hecho de que se trate de un tirabuzón sexual simplemente significa que este lanzamiento tenía mostaza extra.

De la misma forma en que deseamos que nuestra actividad en la recámara tenga la proporción adecuada entre la sorpresa y lo predecible, también queremos lo mismo para el resto de cosas que hacemos en la casa. En la cocina. En la sala. En el baño. (Muy bien, quizá no en el baño.) Deseamos la estabilidad de tener a nuestro lado a una mujer que es fuerte, que es predecible, que es una buena madre, que siente pasión por lo que ama, que es inteligente, que es una influencia estable para nosotros y para nuestros futuros hijos. "Todo mundo afirma que el factor que mata a una relación es hacer lo mismo una y otra vez", dice Bryan, de 30 años, quien ha estado casado por seis años. "¿Quieres escuchar acerca de nuestras rutinas? Los viernes por la noche vemos películas, comemos pizza y bebemos vino. Los sábados generalmente vamos a dar una larga caminata o escalamos durante medio día y luego vamos a tomar el almuerzo en un restaurante local. Dormi-

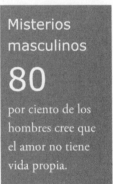

Misterios masculinos

**80**

por ciento de los hombres cree que el amor no tiene vida propia.

**¡DI ESTO, NO AQUELLO!**

DI ESTO: *¡Tienes 45 años y quieres fundar una banda de rock! ¡Qué bien!*

NO DIGAS: *¡Tienes 45 años y quieres fundar una banda de rock! ¡Qué absurdo!*

PORQUE: *Las bandas de rock son divertidas, y la vida debe ser divertida, sin importar cuán viejo seas.*

mos hasta tarde los domingos por la mañana, si es que a eso puede llamársele 'dormir'. Si lo deseas puedes considerarla como una rutina, pero creo que funciona muy bien."

¿Por qué es tan importante la rutina? Porque una mujer que no es predecible también es una mujer que no tiene responsabilidades, y esa no es la clase de mujer con la que queremos comprometernos. Queremos comprometernos con una mujer que pague sus cuentas a tiempo, que se involucre con su carrera y/o su familia, que sea lo suficientemente estable como para estabilizarnos. Agrega un poco de espíritu libre y la capacidad de tomar decisiones bien pensadas, y hemos encontrado a la mujer que comprende el *yin* y el *yang* de lo que significa satisfacer a un hombre. Completamente.

> ### QUÉ SIGNIFICA CUANDO
>
> ...Él no quiere compartir contigo su contraseña de la computadora.
>
> *Esa puede ser la prueba de tu confianza. Pero incluso si no está enviando mensajes electrónicos a su ex novia, hará todo lo posible por preservar el secreto de sus claves personales, porque para él eso simboliza su espacio personal. Si lo presionas demasiado, sentirá que se ahoga. Y eventualmente encontrará la manera de escaparse de tus manos.*
>
> ...Él afirma que no puede vivir sin ti.
>
> *Ha estado escuchando demasiado a Queen.*
>
> ...Él se molesta contigo después de que rompiste con él.
>
> *Te llamará en un par de semanas, suplicando que lo perdones, después de escuchar la música de Queen durante muchas horas.*

## ¿Cómo puedo saber qué cosa es demasiado aventurada para él?

Nos hemos estado viendo por más de un año, y siempre estoy tratando de mantener las cosas interesantes. Vivo en Nueva York, y una noche me desvestí en mi oficina, me puse un abrigo, me subí al metro y me aparecí en su departamento con una sonrisa y una sorpresa. Sin

LA MUJER SE PREGUNTA:

¿Por qué los hombres tienen que tener una cita tomada de las películas para cada situación?

*¿Me hablas a mí? Él no está seguro de que puedas manejar la verdad, así parece que lo que tenemos aquí es un fracaso en la comunicación. Francamente, querida, a él no le importa un comino que a ti no te guste que cite frases tomadas de las películas. ¿Por qué? Porque al usar frases tomadas de las películas él puede provocar cualquier emoción en cualquier momento sin tener que hacerlo todo por sí mismo. ¡Ajá!*

*Pasaje con citas de las siguientes películas:* El padrino, Unos cuantos hombres buenos, Luke de las manos frías, Lo que el viento se llevó *y* Perfume de mujer.

embargo, mi novio adoptó después una actitud paternalista, y me dijo que eso era peligroso, que no debí haber hecho eso, y siguió hablando, casi como si fuera mi padre. ¿Estoy equivocada al enfadarme de que no aprecie que yo haga todo esto fundamentalmente por él?

Ciertamente, a los hombres les gusta su porción de riesgos. ("Nos las arreglamos para hacer el amor en una laguna en Jamaica, a plena luz del día, en frente de cientos de personas, sin que nos vean", afirma Braden, de 23 años.) Sin embargo, conforme avanza una relación, hay una diferencia entre el riesgo divertido y el riesgo peligroso. En su mente está pensando: "¿Qué hubiera pasado si te hubieran arrestado en el camino? ¿Qué hubiera pasado si un patán hubiera tratado de tocarte? ¿Qué hubiera pasado si hubieras caminado sobre una toma de aire en la acera? Oh, no debes preocuparte mucho. Él apreció el beneficio que recibió a consecuencia de tu audacia, pero creo que su reacción es la correcta. Está demostrando que está tan interesado en protegerte como lo está en disfrutarte.

## ¿Cómo puedo prevenir la rutina en la relación?

He tenido dos relaciones de largo plazo. La primera duró cerca de un año, y la otra cerca de tres. Cada relación alcanzó un punto en que se convirtió en rutina, o como sea que quieras llamarle. Tengo curiosidad acerca de lo que los hombres piensan sobre esas rutinas, y qué piensan que deben hacer las mujeres. Me encuentro en el octavo mes de una nueva relación y simplemente no deseo que este hombre se aburra jamás de mi, o de nuestra rutina.

Una rutina regular es algo que haces con tu traje de porrista. Una rutina sexual es lo que haces cuando te quitas ese traje. En serio, existe algo que llamamos "rutina positiva" (el sexo matinal es una rutina, pero nadie se queja). Esa rutina se torna "negativa" cuando te hace sentir más vacía que los platos de la cena de las gemelas Olsen. "En ocasiones mi novia se muestra realmente interesada y emocionada, y me incita toda la noche; luego se convierte en una 'flor de almohada' cuando se desnuda, y eso me está aburriendo", dice Pat, de 32 años. La única manera en que puedes asegurarte de romper con la rutina negativa de la relación es asegurarte que siempre haya una pequeña parte de él que nunca sabrá cuando darás inicio al siguiente jugueteo, el siguiente espectáculo en la sala, o la siguiente nalgada al azar. Procura mantenernos alerta y siempre desearemos que estés cerca.

## ¿Cuál es el secreto de lo que un hombre desea en una relación duradera?

¿Hay algún mantra que debas tener en mente? ¿Qué te parece el siguiente? Ámanos como si nos conocieras desde hace muchos años, sorpréndenos como si nos conocieras desde hace sólo unos días.

## Masculinidad dominada

### Lo que ya sabes acerca de los hombres

- Las rutinas no son malas para las relaciones. Las rutinas aburridas son malas para las relaciones.

- Un inesperado pavoneo al desnudo: no tiene precio.

- Conforme la relación se desarrolla, la mezcla correcta consiste en tres porciones de estabilidad por cada porción de espíritu libre. La estabilidad proporciona la base que necesitaremos para vivir nuestras vidas cotidianas, mientras el espíritu libre es lo que hace que la vida sea divertida.

---

### DILE ESTA NOCHE

La cosa más sexy que una mujer le ha dicho a Drew, de 28 años:

## "No olvidarás esta noche."

La cosa más sexy que Julia, de 33 años, le ha dicho a un hombre:

## "Yo podría devorarte como a un trozo de pastel de chocolate, lamiéndote de un lado y luego del otro."

---